吃错了当然会生病

陶　涛　主　编

苏州大学出版社

图书在版编目(CIP)数据

吃错了当然会生病/陶涛主编.—苏州:苏州大学出版社,2010.4

ISBN 978-7-81137-454-4

Ⅰ.①吃… Ⅱ.①陶… Ⅲ.①营养卫生-关系-健康 Ⅳ.①R151.4

中国版本图书馆 CIP 数据核字(2010)第 063101 号

书　　名	吃错了当然会生病
主　　编	陶　涛
责任编辑	朱　磊
出版发行	苏州大学出版社 (苏州市干将东路 200 号　215021)
经　　销	江苏省新华书店
印　　刷	扬中市印刷有限公司
开　　本	700 mm×1 000 mm　1/16
印　　张	17.5
字　　数	241 千
版　　次	2010 年 4 月第 1 版 2010 年 4 月第 1 次印刷
书　　号	ISBN 978-7-81137-454-4
定　　价	29.00 元

苏州大学版图书若有印装错误,本社负责调换

苏州大学出版社营销部　电话:0512-67258835

苏州大学出版社网址　http://www.sudapress.com

目录

导言：你为什么会生病

人类有多少年的历史，大概就有多少年与疾病斗争的历史，自从人类出现，与疾病的战斗就从来没有停歇过，其间或许有些时候是人类战胜了疾病，但大多数时间是处于与疾病的战斗中。这样的话语或许有些危言耸听，但人体每时每刻都在抗击病毒、细菌却是毋庸置疑的事实，只不过在这些战斗中，人体的免疫力占据了绝对的优势，一举打倒了病毒、细菌而已。

据说，如果人体按照正常的规律发展，人类完全可以活到150岁，而如今人们平均寿命竟然连90岁都达不到，完全是由于体内细胞过早衰老的关系，在一定程度上，细胞的过早衰老也是生病的结果。那么，人为什么会生病呢？

古书所载："阴阳失调，百病乃生；阴平阳秘，百病不生。"东汉的张仲景又说："千般灾难，不越三条：一者经络受邪入脏腑，为内所因也；二者，四肢九窍，血脉相传，壅塞不通，为外皮肤所中也；三者，房室、金刃、虫兽所伤。以此详之，病由都尽。"

然而，不论是古代的医学经典，还是无病不能医的名医张仲景，他们所总结的生病的原因，都比不过一句广泛流行于民间的谚语"人吃五谷杂粮，没有不生病"来得更加生动、贴切。因为无论是西方的病菌、病毒理论，还是中医的阴阳平衡理论，饮食都在其中占很大的比重，或许这才是人生病的最根本的原因。

人体是一个非常精细而且复杂的工程，它的经络、血液，甚至是细胞中隐藏了无数的秘密。饮食同人体一样，也是一个非常神秘的物质，更稀奇的是，它可对人体产生神奇的作用。古语有云："药食同源。"在一定程度上，饮食所起的作用与药物相同，也可以治疗一定的疾病，只不过饮食因药性较小，所以治疗疾病时较为缓慢而已，或许这也是祖先辨别区分饮食与药物最关键的因素吧。

自古以来，人们常说"病从口入"，一次次地强调着饮食决定健康的真理。虽然遗传和压力等方面也是影响健康不可避免的因素，但终因过于客观，以至于无法改变，使得人们放弃了对这方面的调整。而饮食不同，饮食是人们在生活中难得可以自己做主、调整的一项，而且对健康有着非常重要的作用。中国人很早就已经知道，通过食疗与食养，正确架构饮食系统，可以达到养生、享受健康长寿生活的目的。

其实，饮食也是一种智慧，它是关系到身体健康与否的第一步。以往人们被一再提醒，只要吃好就会健康，可是何为"吃好"，是营养上的丰富还是饮食的均衡，抑或是单单满足口腹的欲望即可，却没有一个明确的说法。正是由于长期以来，人们对"吃好就健康"的概念模糊，才导致了如今人们在日常饮食上的"糊涂账"。

饮食，它不仅是能量的来源，也是身体负担增加的重要方面，那些看似美味的肉类、精制过的米面、砂糖，甚或是牛奶，在某些时候，却并不能增加身体的力量，相反，它们带来的可能是不适和疾病。当然，它对健康的影响是悄无声息的，在相当长一段时间里，人们都不会发现饮食对健康的危害，而当人体发现饮食对身体的危害时，身体往往已经表现出明显的症状，此时身体可能受饮食的危害已久。

然而，饮食毕竟是食物，它与药物相比，药性要小得多，所以在饮食影响健康的初期，即使感觉到身体的不适，也往往可以通过饮食调节纠正过来。不过，如果一直忽略饮食对健康的作用，继续进食相同的饮食，即使是富含优质蛋白的肉类，也将对身体造成不可逆转的危害。身处于一个家庭中，很多家庭成员都形成了相同或类似的饮食特点，因此患某种疾病的几率也大大增加。据说，很多患胃癌的病人，都有家族性的特点，就是这个原因。

近些年来，人们一直在提倡食疗，希望可以通过饮食的作用，调节身体中一些轻微不适的症状。然而，食疗，尤其是试用自己“诊断”后的食疗方，一定是正确的吗？当有人这样问时，相信很多人都会毫不犹豫地回答：“当然了！因为饮食没有什么副作用嘛。”但事实上，饮食却远非人们所想象的那么无害。当你身体有了头痛、脑热等小症状时，当四季轮回，炎炎的夏日或寒冷的冬日来临时，当你一味地偏好某种食物时，当你总是在烹制菜肴时加入你偏爱的某种调料时，甚至是当你想用某种饮食来调节身体的不适时……饮食也有可能早已变成了一种慢性毒药，正在吞噬你的健康。

其实食物就像爱情，只有在对的时间，吃了对的食物，才能带给身体那种无以言喻的好处。那么，生活中，哪些时候是对的时间或是错误的时间？哪些食物又是吃错的呢？或许在这本书里，你能找到答案。

食物真的是最好的药吗

传统医学认为“药食同源”。食物不仅提供了人体所需的各种营养，有时还有治疗疾病、延缓衰老的作用。食物真的是最好的药吗？为什么很多慢性疾病的发生、发展也与食物有关呢？事实上，吃对了，食物是最好的药；吃错了，食物就是“毒药”！

吃对了，食物是最好的药

我国五千年悠久的历史孕育了博大精深的药食文化，这不仅是祖先留给我们的一笔精神财富，更是一笔“生命财富”。它指导着我们日常的饮食，让我们摆脱疾病的困扰，吃出健康的人生。

药食同源的思想

中医自古就有“药食同源”之说。“药食同源”是指中药与食物是同时起源的，许多食物即药物，许多药物即食物，它们之间并没有绝对的分界线。唐朝杨上善在《黄帝内经·太素》中写道：“空腹食之为食物，患者食之为药物”，反映出了“药食同源”的思想。

《淮南子·修务训》载：“神农……尝百草之滋味，水泉之甘苦，令民知所避就。当此之时，一日而遇七十毒。”可见神农时代药物与食物是不分的。后来，随着时代的进步，人们对各种食物的了解逐渐加深，药物与食物才慢慢分化开来。人们使用火以后，开始习惯吃熟食，烹调加工技术也逐渐发展起来，在药食分化的同时，药疗与食疗也逐渐有了区分。

我国最早的医学经典《黄帝内经》中就对食疗有非常卓越的理论，其中说：“大毒治病，十去其六；常毒治病，十去其七；小毒治病，十去其八；无毒治病，十去其九；谷肉果菜，食养尽之，无使过之，伤其正也。”这可称为中国最早的食疗原则。

直到目前，在中医药学中还有观点认为：凡是中药，都可以食用，只不过是一个用量上的差异而已，毒性小的用量大，而毒性大的用量小。因此严格地说，在中医中，药物和食物是不可分的，药物是食物，而食物也是药物；食物的副作用小，而药物的副作用大。这也是“药食同源”的另一种含义。

药补不如食补

大家常说“药补不如食补”，其实并不是说食补的效果比药补的效果好，而是说食补更适合人体的新陈代谢方式。中国历代医家认为“药物多用于攻病，食物多重于调补”。金元时期的名医张从正指出：“养生当论食补，治疗当靠药攻。”隋唐名医孙思邈在《千金翼方》中说：“凡欲治疗，先以食疗，既食疗不愈，后乃用药尔。”这些都说明饮食调养的重要性。

“治未病”是中医的健康观，也是几千年来古代医家在预防和治疗瘟疫的过程中不断总结和完善的“未病先防、既病防变”的科学思想，是中医学奉献给人类的健康医学模式。

中医历来防重于治。有一则关于名医扁鹊的故事，说的是魏文王曾问名医扁鹊：“你家兄弟三人，都精于医术，到底哪一位最好呢？”扁鹊答：“长兄医术最好，中兄其次，我最差。”文王又问：“那你为什么最出名呢？”扁鹊答：“长兄治病，在病情发作之前，一般人不知道他事先能铲除病因，所以他的名气无法传出去，只有家里人知道；中兄治病，在病情初起时，一般人以为他只能治轻微的小病，所以他的名气只传到本乡里；而我是在病情严重之时治病，一般人都看到我下针放血、用药敷药，所以都以为我医术高明，名气因此响遍全国。”

这个故事中“长兄治未病，中兄治小病，我治欲病”的思想，与《黄帝内经》中提出“上医治未病，中医治欲病，下医治已病”的思想不谋而合，即最高明的医术并不是擅长治病，而是能够预防疾病。面对现代社会五花八门的疾病，以及发病年龄越来越小、亚健康人数越来越多的趋势，利用中医进行养生保健无疑是最合适的方式。

“药补不如食补”就是中医里面上医的健康观念，目的是养身防病。食补是人们最乐于接受的一种方式，不仅是因为其既方便又实惠，更重要的是，食补的副作用往往较小，相对药物如影随形的副作用来说，简直可以忽略。食补不仅可以补虚祛邪，并且可扶正，达到补虚扶正的目的，使机体的气血阴阳达到新的平衡，恢复健康，这是药物无法达到的，所以有“药补不如食补”之说。

五谷为养，五果为助，五畜为益，五菜为充

2000 多年前，中医典籍《黄帝内经》中“五谷为养，五果为助，五畜为益，五菜为充”、“寓医于食”的思想，对中医产生了深远的影响，甚至潜移默化地影响了我们每个人的生活。

- “五谷为养”是指将黍、稷、菽、麦、稻等谷物和豆类食物作为主食。黍、稷、麦、稻富含碳水化合物和蛋白质，菽则富含蛋白质和脂肪等。碳水化合物、蛋白质、脂肪都是人体必须的营养物质，是“养护”身体的重要元素，因此有“五谷为养”之说，即五谷是调养身体必不可少的物质。另外，又有“五谷宜为养，失豆则不良”的说法，也是基于营养补充方面而言的。研究发现，谷物和豆类同食，可以大大提高营养价值。

- “五果为助”是指将枣、李、杏、栗、桃等水果、坚果作为营养均衡的帮助。这些水果中含有丰富的维生素、纤维素、糖类和有机酸等物质，有助于食物消化以及体内蛋白质的合成。由于传统的观点认为，五谷为主食，而五果只是饮食中调节、平衡的辅助之食，不能作为主食食用，因此有“五果为助”的说法。

- “五畜为益”是指牛、犬、羊、猪、鸡等畜禽肉食，对人体有补益作用，能增补五谷主食营养的不足，是平衡饮食食谱的主要辅助食物。动物性食

物多为高蛋白、高脂肪、高热量，而且含有人体必需的氨基酸，是人体正常生理代谢及增强机体免疫力的重要营养物质。

◎“五菜为充”是指葵、韭、薤、藿、葱等蔬菜，具有增食欲、充饥腹、助消化、补营养、防便秘、降血脂、降血糖、防肠癌等作用。所谓“充”，有“满”、“备”两种意思，“满”是指菜可补五谷之缺；“备”是指菜可作五谷不足之备。各种蔬菜均含有多种微量元素、维生素、纤维素等营养物质，摄食后胃中有充盈之感，而且对身体营养均衡非常有益。

◎ 健康小锦囊

日常生活中，合理的饮食搭配，具有预防疾病的功效。因此要想不生病，吃对食物是关键。

虽然药物对很多疾病的治疗都有相当好的效果，但化学合成药物的副作用也对人们的健康造成了新的伤害。随着对中医认识的加深，人们开始把越来越多关注的目光投向了食物的预防保健作用上，从而也把人们对健康的追求推向了新的高度。

食物也有五性与五味

我国传统中医理论认为中药药性分寒、凉、温、热、平五性，辛、甘、酸、苦、咸五味，食物与中药一样，也有五性五味之分。食物的性味对人们的身体健康有重要影响。只有了解了食物的特性，才能吃出营养，吃出健康。

食物的五性

了解食物的五性对人们的饮食健康非常重要。食物有五性，身体亦有五性，食物的五性与身体五性相互作用，以达到平和，身体才能获得健康。下面介绍一下常见食物的五性：

● 寒性食物。寒与凉在性质上是一样的，只是程度有所不同。凡是适用于热性体质与病症的食物就是寒性食物或凉性食物。常见的食物中，属于寒性的蔬菜有空心菜、黄花菜、竹笋、苦瓜、冬瓜、葫芦、茄子、蘑菇、海带、苋菜、紫菜、西红柿；属于寒性的水果有西瓜、柠檬、菠萝、猕猴桃、荸荠、甘蔗、杨桃、柚子、柿子；属于寒性的动物性食物有猪脑、乌鱼、螃蟹、田螺、蚌等。

不是所有人都适合吃寒性食物。我国传统中医认为，选择食物时，其原则和用药一样，“热者寒之，寒者热之，虚者补之，实则泄之”，只有患热症的人才可食用寒凉性食物来调理。如果舌头的颜色比正常情况下深，呈鲜红色，说明你体内有热症，那么你就可以多吃一些寒凉食物了。

◉ 凉性食物。常见的食物中，属于凉性的蔬菜有芹菜、菠菜、枸杞头、白萝卜、莲藕、丝瓜、黄瓜、番茄；属于凉性的水果有苹果、梨、香蕉、芦柑、草莓、橙子、罗汉果、橄榄、李子、枇杷；属于凉性的动物性食物有猪皮、羊肝、兔肉、鸭肉；有些谷物类食物如小麦、大麦、荞麦、绿豆也属于凉性的食物。

虽然凉性的食物有治疗热症的功效，但是过多食用凉性的食物也是会对身体产生危害的。凉性的食物有损伤或者抑制人体阳气的副作用。例如绿豆、香蕉等凉性食物具有清热泻火的功效，患热性病或火气偏大的人宜多吃，但是如果患者是虚寒体质则应少吃或忌食。

◉ 温性食物。温与热在性质上是一样的，只是程度不同而已。温性或热性正好与寒性或凉性相反，凡是适用于寒性体质和病症的食物都是温性食物或热性食物。常见的食物中，属于温性的蔬菜有韭菜、芥菜、香菜、大蒜、葱、生姜、野蒜、南瓜、木瓜；属于温性的水果有荔枝、红枣、柠檬、椰子、龙眼、石榴、杏、乌梅、桃、佛手、山楂、橘；属于温性的动物性食物有猪肝、猪肚、牛肚、羊肉、狗肉、鸡肉、鸡肝、麻雀肉、鹿肉、火腿、羊奶、草鱼、带鱼、黄鳝、虾、海参；属于温性的谷类食物有糯米、燕麦、高粱、刀豆等；还有黄酒、红糖、茴香、醋、咖啡也属于温性的食物。

温性食物与热性食物一样，具有一定的温补作用，阴虚火旺的人不适合多食。

◉ 热性食物。常见的热性食物有辣椒、胡椒、肉桂、花椒、红茶、白酒等。

大多数能够治疗寒症的食物，一般属于温性或热性，但是温热性的食物也有一些助热燥火的弊端，例如辣椒、姜、羊肉、葱、酒等食物多有驱寒暖胃的功效，有寒性病症或虚寒怕冷的人宜多吃，而有热性病、阴虚火旺体质的人则应少吃或忌食这类食物。

◉ 平性食物。平性食物介于寒凉性质和温热性质的食物之间，适合于一般体质。常见的食物中，属于平性的蔬菜有红萝卜、白菜、甘蓝、香菇、银耳、木耳、猴头菇;属于平性的水果有葡萄、杨梅、青梅、无花果、白果;属于平性的动物性食物有猪肉、猪心、猪肺、猪脾、猪肾、猪肠、猪脚、牛肉、牛肝、牛肚、鸡血、乌骨鸡、鸭肉、鸡蛋、鸽肉、鹌鹑肉、牛奶、燕窝、蜂蜜、干贝、鲤鱼、鲫鱼、白鳝、泥鳅、银鱼、黄花鱼、墨鱼、鲨鱼、鲈鱼、鳖肉、龟肉、牡蛎肉、燕窝、海蜇;属于平性的谷类豆类食物有大米、玉米、芝麻、土豆、花生、白果、黄豆、黑豆、赤小豆、扁豆、红豆、蚕豆等。

在常见的食物中,平性的食物占很大的一部分。因为平性的食物性质比较平和,不仅一般体质的人可以食用,甚至寒热体质的人群也可食用,所以平性食物在日常生活中就成为营养保健的最佳食物。

食物的五味

食物的五味包括辛、甘、酸、苦、咸五种不同的味道。它不仅代表食物的真实味道,也是食物疗效的归纳与概括。下面是生活中常见的五味食物。

◎ 辛味食物。常见的有大葱、生姜、韭菜、蒜苗、胡椒等。

辛味的食物有宣散、行气、通血脉的功用,有外感表症或者风寒湿邪者服食可以增强体质。近代研究认为,食用辛味的食物可以促进胃肠蠕动,提高消化液的分泌,有利于血液循环和新陈代谢,并有祛散风寒、疏通经络的功能。如有的人患风寒感冒,吃一些具有辛味的生姜、大葱等食品,有利于驱散外寒;有的人患了寒凝气滞的胃痛、腹痛,也可吃一些辛味的食物行气散寒止痛。

◎ 甘味食物。日常生活中,最常见的甘味食物要数大枣和山药,除此之外还有大米、小米、糯米、高粱、扁豆、黄豆、甘蓝、菠菜、胡萝卜、芋头、红薯、土豆、南瓜、黑木耳、香菇、桂圆、栗子等。

甘味的食物一般具有补益强壮的作用,还能消除肌肉的紧张,增加人的食欲,虚症、拘急挛痛者食用效果明显。但过量食用甘味食物则容易使人发胖。另外,甘味食物也是心脑血管病和糖尿病的诱因。

◎ 酸味食物。常见的酸味食物有乌梅、山楂、酸杨桃、五味子等。

酸味食物能使人增进食欲，具有健脾开胃，增强肝脏功能，防治某些肝脏疾病的作用。此外，酸味食物还可以提高身体对一些微量元素如钙、磷元素的吸收。米醋能消积解毒，人们可以用米醋来治疗脚气；山楂能健胃消食，如果吃的肉食较多导致胃胀，吃一些山楂片即可见效。

◎ 苦味食物。苦瓜、茶叶等。

苦味食物具有清泄、除燥湿的作用，适合有热症、湿症的人群食用。苦瓜是最常见的一种苦味食物，它集药用和食用为一身，用苦瓜炒菜，可以清热、明目、解毒、泻火，具有较高营养保健价值，长期食用对糖尿病患者、肿瘤患者及体质较弱者均有较好的保健效果。再如茶叶，味苦而凉，具有清泄的功效，还能消食化痰，除烦止渴，最宜夏天饮用。

◎ 咸味食物。食盐、海参、海带等。

咸味食物中的咸味主要是由食盐产生的，盐对维持身体健康有着重要意义。李时珍在《本草纲目》中就这样说过，五味中“惟此不可缺”。食盐是人体新陈代谢不可缺少的重要物质，其中的钠离子、氯离子，不仅具有维持身体体液渗透压的作用，还具有清热解毒的功效。另外，氯离子是参与胃酸生成的重要物质，适量的咸味有助于消化，盐的咸味能刺激人的味觉，促使口腔分泌唾液，从而增进食欲和提高食物的消化能力。

身体是五性、五味平和的系统，因此，在日常的饮食中，要保持身体健康，必须讲究食物的性味调和。如果某种性味的食物偏食过多或吃得太少，都可能会导致身体某种脏器的损伤而产生某种疾病。

◎ 健康小锦囊

平性食物一年四季都可食用；温、热性食物除夏季适当少食用外，其他季节都可食用；凉性食物夏季可经常食用，其他季节如果要食用则须配合温性的食物一起食用；寒性食物冬季应尽量少吃，如果要食用须和温、热性食物搭配吃。

饮食不节，食物变毒药

俗话说："民以食为天。"在远古时期，人们就开始注意到合理饮食对健康的重要作用。但在现代社会，有很多人片面地认为食补没有副作用，其实这是错误的，因为错误的食补对身体也有危害，只是相对于药物的副作用来说，这个过程比较缓慢，但长期积累，亦能对身体造成危害。

生活中常见的饮食不节包括饥饱失常、偏食、饮食五性偏好、饮食五味偏好等几种情况。

饥饱失常

饥饱失常是饮食不节中最常见的一种现象，尤其是生活没有规律或者工作过于繁忙的人，表现为饥一顿、饱一顿。这种饥饱失常的饮食方式，不仅影响胃肠消化，而且对身体健康也极为不利。中医说，饮食进入身体后化为气血，有助于阳气上升，而过饥则使得气血生化之源缺乏，气血得不到足够的补充，久之则气血衰少而为病。相反，过饱亦对身体不利。暴饮暴食超过了脾胃消化、吸收和运动能力，可导致饮食阻滞，脾胃损伤的病症，如腹胀、吐泻等。

偏食

这种情况经常出现在儿童或者青少年身上，表现出对某种食物的喜好或讨厌，遇到喜欢吃的则多吃，不喜欢吃的就不吃，这种情况对身体也是极为不利的。健康的身体需要均衡的营养，而对饮食的偏好，则打破了身体营养的平衡，容易造成某种营养成分不足，或某种营养成分过量，最终导致疾病的产生。如儿童经常出现喜欢吃肉而不喜欢吃青菜，或者喜欢吃青菜一点肉都不吃的情况，这种习惯如果长期得不到纠正，就会导致孩子营养不良，影响孩子的生长发育。而对孩子的健康来说，他们所喜欢的那种食物就成为导致他们营养不良的"毒药"了。

饮食五味偏好

人们对酸、甘、苦、辛、咸五味的偏好是饮食不节中最常见的表现。人体的精神气血都由五味所生，而且与五脏密切相关。《黄帝内经·素问》中就有记载说："夫五味入胃，各归所喜攻，酸先入肝，苦先入心，甘先入脾，辛先入肺，咸先入肾。"如果喜欢吃某种味的食物，长期进食，就会导致与该味相应的五脏机能偏盛，长期积累就会损伤内脏，发生多种病变。反之，五味平衡则可与身体相宜，能起到辅助治疗，促进疾病好转的作用。因此，饮食五味应当适宜，不应有所偏好，而且在生病时更应注意饮食宜忌。

健康小锦囊

古人云：节食以祛病，寡欲可延年。但节制饮食也要讲究科学的方法，如进食应按时、适量、细嚼，食物还应多样化，这样方能达到祛病的目的。

总而言之，饮食是摄取营养，维持人体生命活动所不可缺少的物质的一种过程，而且每种食物都会提供某种营养成分，切不可饮食失宜，以免损伤脾胃，导致脾胃升降失常，或聚湿、生痰、化热变生出其他病症。

吃错了，易得亚健康

平时生活中，你有没有出现过这种情况呢？经常感觉到身体乏力、头晕头痛、食欲不振、焦躁不安以及记忆力下降等，但是去医院进行全身检查却也没有发现什么异常。其实，这时的你是处于一种非病非健康状态，医学上称之为亚健康状态。

究竟为什么我们会处于亚健康状态呢？有些人将亚健康片面地归咎于工作压力大，这显然是不合适的，错误的饮食是其中的一个重要原因。很多人出现高血脂、高血糖、高血黏度、肥胖、过早脱发等亚健康状态，都与饮食结构失调有关。

食物耐受力的影响

有研究发现，人群中有90%的人对食物不耐受，而且平时反应隐蔽，但随着人们年龄的增长，不耐受反应将会变得越来越强烈。医学上将食物的耐受力解释为，由于机体不能充分地消化食物中大分子营养，引发抵抗性反应，产生特异性免疫球蛋白，从而导致出现一系列亚健康的症状，如疲乏无力、头疼失眠等。其实，很多时候人们表现出的亚健康症状，都是由于进食不当引起的，只不过人们没有对其充分重视而已。专家对各种食物进行了调查，发现有三类食物最容易和人体产生排斥，它们分别是蘑菇、海鲜与花生坚果类，而随着年龄增大，体内不耐受的食物品种就越多。

高脂肪食物易导致亚健康

油腻的食物往往促使胆汁和胰液的分泌，有诱发胆囊炎和胰腺炎的危险，而且长期进食高脂肪食物，还容易导致血液中的胆固醇和脂肪酸黏附、沉积在血管壁上，造成动脉硬化，甚至形成血栓。研究发现，当膳食中脂肪占总热量的比例大于1/3时，患高血压、高脂血症、心脑血管病及癌症的几率都会成倍增加。当然，在进食高脂肪食物或者长期进食高脂肪食物初期，并不会直接表现为疾病，而是表现为亚健康的症状。

常吃素也容易引发亚健康

人体机能的正常活动需要均衡的营养，而蔬菜中虽然含有丰富的维生素、矿物质、食物纤维，适量进食蔬菜，可以促进肠道蠕动，刺激排便，从而提供身体所需的微量营养素，发挥抗氧化作用和保证人体各器官的正常功能。但相对来说，蔬菜中所含的蛋白质较少，长期食用不但影响机体摄取和吸收必需的脂肪酸、优质蛋白质，造成蛋白质营养不良，更阻碍了从荤食中吸收丰富的钙、铁和锌等营养物质，使得面有菜色，出现身体疲乏无力等情况，即亚健康症状。

水果吃太多易伤脾胃，导致亚健康

中医理论认为，合理的膳食是扶助正气的基础，有些人为了保持苗条的身材，控制主食的摄入，喜欢用水果作主食。其实，这是不对的。水果虽好，但进食过多容易损伤脾胃。水果中含有丰富的果糖，容易促使胃酸分泌，最终导致略呈碱性的体液变成弱酸性，进而影响健康。另外，水果中含有大量的维生素与矿物质，维生素和矿物质又不能在身体内合成，而维生素C、维生素B族和铁等对人体尤为重要，当机体摄入量过多或营养缺乏时，都可导致机体失调，使人们情绪低落、引发心理障碍，处于亚健康状态。

除了以上几点外，生活中常见的半成品饮食，也是造成亚健康状态的重要因素。如富含防腐剂、添加剂的牛奶饮品、罐装食品、腌制食品，施用过量化学肥料，以及各种杀虫剂、杀菌剂、除草剂等农药的大棚蔬菜水果，甚至是富含高脂肪、高胆固醇的人工养殖的鸡鸭鱼肉都是引发许多非传染性疾病的重要根源。

健康小锦囊

当机体摄入营养过多或营养缺乏时，都可导致机体失调。过量吸烟、酗酒、睡眠不足、缺少运动、情绪低落、心理障碍以及大气污染、长期接触有毒物品，也会出现亚健康状态。

由此可见，食物是好的，但未必对身体好，而亚健康并不完全是压力大造成的，饮食的不注意、不讲究，也会造成亚健康的状态。从现在开始，只有在对的时间吃对的食物，才能吃去疾病，吃出健康，而只有对健康有益的食物才真正称得上是好食物。

延伸阅读

测一测，你是否处于亚健康状态

下面的问答题可以帮助你及全家测试身体是否处于亚健康状态，请如实作答。

1. 你的腰上出现了自己很讨厌的“游泳圈”，走起路来觉得有些颤动。

(1) 经常如此　(2) 常常如此　(3) 没有

2. 开始脱发，每次洗发都有一大堆头发脱落。

(1) 经常如此　(2) 常常如此　(3) 没有

3. 刚从洗手间出来，又想去洗手间，经常觉得尿不尽或还有便意。

(1) 经常如此　(2) 常常如此　(3) 没有

4.（女性作答）经常感觉腰酸腿痛，性欲减退。

（1）经常如此　（2）常常如此　（3）没有

（男性作答）性欲低下，生殖器有时会有无法正常勃起的症状。

（1）经常如此　（2）常常如此　（3）没有

5. 记忆力无缘无故地下降，遇到熟人忽然想不起对方的名字。

（1）经常如此　（2）常常如此　（3）没有

6. 总是喜欢托着下巴发呆走神。

（1）经常如此　（2）常常如此　（3）没有

7. 遇到一点不开心的小事就烦躁不安、情绪低落，难以控制自己的情绪。

（1）经常如此　（2）常常如此　（3）没有

8. 注意力不集中，做事没有耐心。

（1）经常如此　（2）常常如此　（3）没有

9. 想做事时，不明原因地走神，脑子里想东想西，精神难以集中。

（1）经常如此　（2）常常如此　（3）没有

10. 睡觉时间比以前变短，醒来后好长时间难以入睡。

（1）经常如此　（2）常常如此　（3）没有

11. 看什么都不顺眼，总想找茬发火。

（1）经常如此　（2）常常如此　（3）没有

12. 对他人的问话或话题没有兴趣，不想参与集体的讨论或活动。

（1）经常如此　（2）常常如此　（3）没有

13. 害怕见到上司或同事，总想回避某人、某物或某事。

（1）经常如此　（2）常常如此　（3）没有

14. 对已做完的事或想通的问题，反复思考和检查，总为这种反复而苦恼。

（1）经常如此　（2）常常如此　（3）没有

15. 情绪低落、心情沉重，整天不快乐，工作、学习、娱乐、生活都提不起精神和兴趣。

(1) 经常如此　　(2) 常常如此　　(3) 没有

16. 觉得身上有些地方不舒服，去医院却查不出什么问题。

(1) 经常如此　　(2) 常常如此　　(3) 没有

17. 讨厌去人多的地方，怕与人交往，厌恶人多，在他人面前感到紧张或不自在。

(1) 经常如此　　(2) 常常如此　　(3) 没有

18. 心情不好时无法控制自己的情绪和行为，甚至会气得说不出话、肌肉抽搐等。

(1) 经常如此　　(2) 常常如此　　(3) 没有

19. 总觉得别人都不理解你，他们在暗地里嘲笑你或与你作对。但心里很明白是自己想得太多了。

(1) 经常如此　　(2) 常常如此　　(3) 没有

20. 短时间内体重忽然下降。

(1) 经常如此　　(2) 常常如此　　(3) 没有

21. 大便不正常，连续 3 天以上不大便或一天出现 4 次以上。

(1) 经常如此　　(2) 常常如此　　(3) 没有

22. 食欲下降，看见美食也没有胃口。

(1) 经常如此　　(2) 常常如此　　(3) 没有

23. 浑身乏力，总觉得昏昏欲睡。

(1) 经常如此　　(2) 常常如此　　(3) 没有

计分方法

1. (1) 2 分　　(2) 3 分　　(3) 1 分

2. (1) 2 分　　(2) 3 分　　(3) 1 分

3. (1) 2 分　　(2) 3 分　　(3) 1 分

4. (1) 2分　(2) 3分　(3) 1分

5. (1) 2分　(2) 3分　(3) 1分

6. (1) 2分　(2) 3分　(3) 1分

7. (1) 2分　(2) 3分　(3) 1分

8. (1) 2分　(2) 3分　(3) 1分

9. (1) 2分　(2) 3分　(3) 1分

10. (1) 2分　(2) 3分　(3) 1分

11. (1) 2分　(2) 3分　(3) 1分

12. (1) 2分　(2) 3分　(3) 1分

13. (1) 2分　(2) 3分　(3) 1分

14. (1) 2分　(2) 3分　(3) 1分

15. (1) 2分　(2) 3分　(3) 1分

16. (1) 2分　(2) 3分　(3) 1分

17. (1) 2分　(2) 3分　(3) 1分

18. (1) 2分　(2) 3分　(3) 1分

19. (1) 2分　(2) 3分　(3) 1分

20. (1) 2分　(2) 3分　(3) 1分

21. (1) 2分　(2) 3分　(3) 1分

22. (1) 2分　(2) 3分　(3) 1分

23. (1) 2分　(2) 3分　(3) 1分

测试结果

分数在45分以上，严重亚健康状态。

很抱歉！你为生活事业而忙碌，容易焦虑疲劳，各方面的精神压力使你经常为一些不值得担心的事放心不下，甚至会无缘无故地大发脾气、烦躁不安，而且无法自我控制情绪，对手边的工作和生活也充满了厌倦情绪。

建议减轻焦虑情绪，比如多想一些开心的事情，或者多与家人外出旅游或聊天交流自己的思想，诉说目前的困境和难题，让身心得到全面放松，抛弃过分的焦虑与压抑。

分数在26—45分，危险的亚健康信号。

还不错！虽然有时候会有一些亚健康的症状表现，但总体上还可以很好地控制自己的情绪。多听些轻松的音乐，适当地进行体育锻炼，可以帮助你降低焦虑情绪，排除不必要的担心。

分数在25分以下，身体心理都很健康。

恭喜你！你的心态很好，在面对诸多问题时可以应付自如，从容淡定。你总是面带微笑，对工作和生活充满了信念，有一个健康的身心。

饮食不当，吃出的慢性病

目前我国居民的膳食结构发生了明显改变:动物性食物增加,植物性食物下降,脂肪摄入量增加,碳水化合物摄入量下降,与此相伴而来的则是相关的慢性疾病大量出现。

根据调查显示,我国慢性疾病的迅速增加,已成为城市居民主要的死亡原因。慢性病由于在初始阶段病情隐匿,潜伏期长,等到发现已进入中晚期。

饮食搭配不当诱发慢性病

如同在慢性病的潜伏期,正确的饮食搭配可以起到延缓和治疗疾病的作用一样,不科学的饮食则会成为慢性疾病的导火线。

什么是合理的饮食呢?专家指出,膳食结构平衡的饮食搭配才是合理的饮食。膳食结构是指人们日常吃的食物中,各类食物的数量及其在膳食中所占的比重。当今世界各国的膳食结构大体上可分为三种类型:

第一种类型:高动物、低植物。高动物、低植物膳食,虽然膳食质量好,但也有一些过剩情况出现。常伴有高能量、高脂肪、高蛋白、低纤维,是诱发肥胖病、心血管病、癌症、糖尿病等慢性病的危险因素。

第二种类型：高植物、低动物。高植物、低动物膳食，膳食质量差，因为蛋白质、脂肪摄入量低，是发生营养缺乏症的重要原因。

第三种类型：动植物均衡。动植物均衡是以上两者的一个平衡状态，不会引发营养过剩，也不会导致营养缺乏症，是一个完全满足身体健康需要的完美膳食方法。动植物均衡的膳食是健康合理的膳食结构，有关专家根据目前我国居民的膳食结构及健康、疾病的现状，制定了一整套膳食结构调整方案，“稳定粮食；保证蔬菜；增加奶类，调整肉类”。

稳定粮食　保证蔬菜

传统的农耕环境造成了我国以粮食为主的膳食结构，但是随着社会的发展，外来生活方式的传入，以粮食为主的膳食逐渐被欧美发达国家的“三高一低”（高能量、高脂肪、高蛋白质、低纤维）的膳食所取代。从现代营养学观点来看，以植物性食物为主的膳食可以避免走欧美等发达国家饮食方面缺陷之路，对预防心脑血管病和恶性肿瘤有益。所以，在膳食中，粮食的消费量必须稳定下来，不能再降了。

蔬菜是我国传统膳食结构中的重要组成部分，供给人体所需的维生素、碳水化合物和多种矿物质，以及各种有机酸、芳香物质和色素成分。特别是近年来对维生素 C 和胡萝卜素的抗氧化作用引起人们的格外关注，一般认为多吃富含维生素 C 和胡萝卜素的新鲜蔬菜和水果，对预防癌症和心血管病有好处。

健康小锦囊

在建国初期，我国约有 24% 的人死于慢性疾病，到 20 世纪 90 年代末，这一比例达到了 75%。如急性心脑血管病死亡人数占总死亡人数的 45%，其中缺血性中风发病率占 60%—80%，成为现代人类死亡的第一杀手，是中老年人致残和死亡的主要原因。

增加奶类　调整肉类

奶类是优质蛋白质和钙的重要来源，奶类富含钙元素，而且容易被人体吸收，利用率也高，对促进儿童和青少年的生长发育、防止中老年的骨质疏松有重要作用。因此增加人们奶类的摄入量，对于饮食的平衡有重要意义。

调整肉食结构。中国人绝大多数食肉以猪肉为主。而猪肉与禽肉相比，蛋白质含量较低，脂肪含量较高。因此，应调整为以鱼肉禽肉为主的肉食结构。

专家强调，保持我国传统膳食以植物性食物为主、动物性食物为辅的基本特点，不仅能提高膳食质量，特别是蛋白质和钙的数量和质量，还能防止“三高一低”膳食的缺陷，既能预防营养缺乏病，又能预防慢性病，所以应大力提倡。

为什么会越吃越胖

根据一项最新调查显示，由于中国人饮食结构的改变，成年人超重率为22.8%，人数达到了2亿人，而且肥胖人数逐年增加。肥胖已经不仅仅是影响人体形象美观的问题，而且已成为严重威胁人类健康的大问题。肥胖的起因非常复杂，而不合理的膳食是引发肥胖的一个主要因素。

能量摄入过多

人体内能量的增加主要来源于两点，一是脂肪摄入过多，一是摄入大量的碳水化合物，当体内摄入过多的营养素及能量，超过机体需要的那一部分便转化成脂肪储存于体内，导致肥胖。现在经济发展了，人们的生活水平提高了，肉类食物日益成为人们饭桌上的普通食物，而吃好就成为一般人的追求目标。于是人们每天所进食的能量远远大于身体需要的，造成了能量过剩，引发了肥胖问题。

膳食结构失衡

随着人们生活水平的提高，原本单一的膳食结构逐渐变得多元，而人们对饮食也就有了更多的选择，不过任由自己的选择往往会造成以下几种结果：

- 脂肪摄入量过多。脂肪是减肥的大忌，为了防止发胖，就要减少体内摄入过多的脂肪。杜绝高脂肪含量的脂肪类食品，说的简单点就是少吃油。油，医学术语称之为“脂肪”，无论是植物油还是动物油都是脂肪，植物油是纯脂肪，肥肉的主要成分是脂肪，脂肪还存在于瘦肉、内脏、蛋、奶、豆制品中，甚至粮食、坚果、某些蔬菜里都有一定量的脂肪。所以要控制烹调油的用量，每日用烹调油 10—20 克左右，同时还要控制含高油脂食物的摄入量。应限制脂肪摄入，脂肪应占总能量的 20%—25%。

◎ 碳水化合物含量的影响。碳水化合物的摄入量应限制在占总能量的 40%—55%，其主要以谷类食物为来源。尽量少吃蔗糖、麦芽糖、果糖、蜜饯及甜点等食物。

◎ 其他营养元素的影响。膳食纤维摄入不足与肥胖发生也有一定关系。在谷类、蔬菜和水果中，含有大量不被人体消化吸收的膳食纤维，膳食纤维被摄入体内后，极易吸收水分并迅速膨胀，不仅使人的饱腹感来得快、保持时间长，而且释放出来的能量少，起着防止能量摄入过多，预防肥胖保持体重的作用。

不良的饮食行为

合理膳食，养成良好的饮食习惯是防治肥胖的重要措施。如果我们合理饮食，即使不采取其他措施，也能收到很好的效果。肥胖主要是身体摄入的能量远大于身体所消耗的能量而引发的，饮食减肥就是要限制人体的能量摄入。当人体每日摄入的能量低于身体消耗的所需量，缺少的那部分能量就可依靠体内的脂肪补充，这样就可以达到减肥的目的。

> **健康小锦囊**
>
> 肥胖是体内脂肪堆积过多或分布异常的一种状态。肥胖是导致心脏病的主要因素，而且还使患癌症的风险增加，在儿童时期的肥胖，甚至会令其长大后不育。

怎样的饮食才是合理膳食，且能够有效防治肥胖呢？多吃蔬菜、水果及豆制品，少吃油炸、快餐类高脂肪、高胆固醇的食物；适量进食瘦肉、鱼、奶、蛋等，少吃肥肉及动物内脏；烹饪少放盐、糖、辣椒等刺激胃消化的调料，多吃清淡的食物；多采用蒸、煮、炖、拌、卤等方法，避免油煎、油炸和爆炒等方法；一日三餐要定量，早餐一定要吃，晚餐不可多吃。

延伸阅读

五种肉类不易发胖

有些人喜欢吃肉，却又怕肥胖，到底哪些肉类适当食用不会引起肥胖呢？

鱼肉。一般肉类的脂肪多为饱和脂肪酸，而鱼肉则是一个例外。鱼肉含有多种不饱和脂肪酸，具有降低胆固醇的作用。所以胖人吃鱼肉不仅能避免肥胖，还能防止动脉硬化和冠心病的发生。

兔肉。兔肉与一般畜肉的成分有所不同，其特点是：含蛋白质较多，每百克兔肉中含蛋白质21.5克；含脂肪少，每百克仅含脂肪0.4克；含有丰富的卵磷脂；含胆固醇较少，每百克含胆固醇只有83毫克。由于兔肉含蛋白质较多，营养价值较高，含脂肪较少，所以不易导致肥胖。

牛肉。牛肉的营养价值仅次于兔肉，每百克牛肉含蛋白质20克以上，牛肉蛋白质所含的必需氨基酸较多，而且含脂肪和胆固醇较低，因此，特别适合胖人和高血压、血管硬化、冠心病和糖尿病人适量食用。

鸡肉。每百克鸡肉含蛋白质23.3克，脂肪含量仅有1.2克，比各种畜肉低得多。所以，适当吃些鸡肉，不但有益于人体健康，也不会引起肥胖。

瘦猪肉。含蛋白质较高，每百克瘦猪肉中蛋白质含量可高达29克，而每百克含脂肪为6克，但经煮炖后，脂肪含量还会降低，因此也比较适合胖人食用。

专家提示：今天，你吃对了吗

早餐你吃好了吗

营养专家指出，每天吃一顿营养丰富的早餐对身体健康非常重要，早餐吃得好，整个上午都会精力充沛，办事效率也会大大提高，反之，则会影响工作，还会出现头晕、心慌、脸色发白、眩晕等症状，严重的甚至会导致晕倒。早餐吃不好，长期下去还会增加患结石、便秘、中风及心肌梗塞的风险。

烧饼油条族

早餐吃烧饼油条可以说是中国人独特的一种饮食习惯，无怪乎文学大家梁实秋发出这样的感叹："烧饼油条是我们中国人标准早餐之一，在北方不分省份、不分阶级、不分老少，大概都欢喜食用。"直到今日，早晨出门，在大街小巷随处可见卖油条烧饼与买油条烧饼的人。但是中国人的这一传统对健康真的有益吗？烧饼油条都是油脂含量偏高的食物，虽然搭配豆浆的吃法增加蛋白质摄入也还符合科学饮食的原则，但是油条中过多的油脂则会导致营养品质降低。

西式早餐族

火腿鸡蛋三明治配奶茶日益成为城市里新生一代的"新宠"，这一舶来品以其味美、方便而吸引了大量的顾客。其实这一饮食习惯弊端多多。首先是油脂含量较高的问题，无论是三明治的火腿还是汉堡包里的肉，都是经过油炸的，再加上煎蛋和上面涂上的厚厚的沙拉酱。另外这类早餐的蔬菜量少，使人们难以获取身体每天所需要的各种微量营养元素。

面包牛奶族

随意走进大型的超市里，在货架上能看见琳琅满目的面包食品，菠萝面包、豆沙面包、奶油面包等，牛奶的品牌也是越来越多。许多人为了省事、方便，早晨只吃些面包，搭配着喝些牛奶。其实，这类夹馅的面包不仅含有大量的油脂，而且糖分太多，又经过精致加工，营养价值不高。所以早上不到10点，你的精神就会走下坡路，影响工作和学习。

要吃出美味与健康兼具的早餐其实很容易，只要避免营养不均、油脂含量过高的早餐组合，即可吃出健康活力又可保持窈窕体态。而合理的早餐框架模式是粮谷类食物、富含蛋白质的食物和蔬菜水果搭配食用，吃出营养，吃出健康。

午餐你吃饱了吗

按照中国的传统饮食习惯，以及很多人的生活方式，午餐被认为是一天中的正餐，也是食物和能量的主要补充。但是随着生活节奏的加快，出现了一些令人堪忧的状况。

误区一：一碗面条解决温饱

午餐是一日中最主要的一餐。由于上午体内消耗了大量的能量，午后还要继续学习和工作，因此午餐热量供应占每天所需总能量的40%。而很多人由于工作繁忙，午餐时间对他们来说更是奢侈。方便面因其方便、快捷而成为许多人的救急饭。但是方便面中的蛋白质、脂肪、碳水化合物三种营养元素的摄入量远远达不到人体的需求，而且面食易被吸收，饱得快饿得也快，对于下午工作强度大的人来说，它们所提供的能量绝对不可能满足整个下午的供给，工作效率自然会下降。

误区二：快餐快吃最省事

吃快餐的速度太快不利于胃肠对食物的消化吸收，而且还加重了胃肠道的工作负担，减缓了胃肠道对食物营养的消化吸收过程，使人极容易产生疲劳感，影响下午脑力或体力工作能力。

而健康的午餐应以五谷为主，配合大量蔬菜、瓜类及水果，以及适量肉类、蛋类及鱼类食物，并减少油、盐及糖分。增加午餐的用餐时间，并且尽量选择优雅安静的环境用餐。这样才能使吃到肚中的营养元素尽量被身体所吸收。

晚餐你吃少了吗

与早餐、中餐相比,晚餐宜少吃。一般要求晚餐所供给的热量不应超过一天所获取总热量的30%。但是由于工作忙碌、居住地距离办公室远、城市交通拥堵等原因,很多人晚餐时间普遍较晚,八点之后吃晚饭是常有的事情。而且早餐匆匆忙忙,午餐马马虎虎,晚餐一定要有一桌丰丰盛盛的饭菜,才对得起委屈了一天的胃。正是由于这个原因导致了晚餐进食过多、营养过剩的情况。

晚餐吃得太多,可引起胆固醇增高,诱发动脉硬化和心脑血管疾病,而且过多的营养元素未被身体吸收,加上晚饭后人们的活动量较小,就会在体内形成大量脂肪,时间一长,体重就会不断增加,发生糖尿病的风险也会加大。

饮食误区导致健康流失

现代人之所以患“文明病”，大多是由于饮食结构不合理、所吃食物不当造成的。正是一些人们习以为常的饮食误区，导致健康逐渐流失。

暴饮暴食会生病

周末及节假日，单位和朋友聚餐的机会增多，暴饮暴食就成为一种常见的“节日综合征”。而人们对这一不良的饮食习惯给予的重视又不够，因此经常暴饮暴食的人，“吃”出了许多疾病。

暴饮暴食会导致大脑早衰

一项最新的研究发现，长期的暴饮暴食容易损害大脑。据称，长期食用大量食物会使人体内摄入过多的热量，造成脂肪过剩，还会使血脂升高，引起纤维芽细胞生长因子的增加。而这种因子的过量存在会使大脑的氧气和营养物质减少，导致脑动脉的粥样硬化，使人的记忆力下降，造成大脑的早衰和反应迟钝。

人体内过多的热量，还会产生更多的活性氧，过量的活性氧会摧毁给予肌肤弹力的胶原蛋白和弹性蛋白，从而引起皱纹、松弛，加快人体的老化程度。另外，一次性吃得过饱，会使过多的血液向胃肠集中，而大脑、心脏等器官就会相应缺血、缺氧，使人们精神涣散，产生倦意，也不利于工作和学习。

暴饮暴食易引发胃肠疾病

面对美食佳肴，人们往往会产生大吃一顿的欲望，殊不知，正是这种

"大吃"的欲望,引发了胃肠的疾病。人体摄入的食物,需要经过胃肠消化器官的消化,才能被人体吸收,而短时间内进食大量食物,会使胃肠的负担一下子加重。一般说来,胃肠是通过蠕动,以及分泌消化液来分解食物,而且每天胃肠所分泌的消化液有一定的数量,如果胃肠内食物过多,则会使消化液显得不足,进而导致胃肠内的大量食物不能被身体充分地消化吸收。不能完全被消化的食物在胃肠内停留过久,就会产生积胀之气,继而影响胃肠的消化功能,引发消化不良。

暴饮暴食是胰腺病的诱因

暴饮暴食会促使胰液的大量分泌,在吃饭的过程中一般都伴随着饮酒,酒精可直接刺激胰液的分泌,会引起乳头水肿和奥狄氏括约肌痉挛,于是没有被吸收的胰液便进行自我消化,引发急性胰腺炎。急性胰腺炎,常伴有腹痛、呕吐及全身症状,在临床上,发生急性胰腺炎患者,多有暴饮暴食的经历。

> **健康小锦囊**
>
> 暴饮暴食对人体的损害非常严重。研究发现,经常暴饮暴食的人,诱发心脏病的几率要比一般适当饮食的人高出4倍多,而且诱发心脑血管疾病的几率也较高,尤其是老人。

总之,暴饮暴食完全打乱了胃肠消化食物的正常节奏,不仅会使人肠胃不适、胸闷气急、腹泻或便秘,而且还会使人一次性摄入大量的高脂肪、高蛋白、高糖分的"三高"食物,从而降低机体的免疫能力,引发感冒发烧、咽喉痛和胃肠炎等病毒性感染,严重的还会引起急性胃肠炎,甚至胃出血等症状。

饮食搭配不当，病从口入

五行相生相克，食物也有相生相克之说。“相生”是指如果两种食物搭配合理，会起到营养互补、相辅相成的作用，“相克”是指两种食物搭配不当，则极容易导致生病或中毒的情况，危害身体健康。由于食物种类繁多，而且其性不同，生活中经常出现“相克”的情况，同时进食了“相克”的食物，则容易引起疾病或身体不适。下面就是几种常见的危害健康的饮食搭配：

不能和萝卜同吃的食物

通常所吃的白萝卜属于寒凉性食物，与温热性食物搭配可起到营养互补、相辅相成的作用，而与寒凉性食物搭配，则容易引起身体不适。生活中不能与白萝卜搭配的吃法有以下几种情况：

◎ 萝卜不能和橘子一起吃。萝卜会产生一种抗甲状腺的物质，如果食用大量的橘子、苹果等水果，水果中的类黄酮物质在肠道经细菌分解后，就会转化为抑制甲状腺作用的硫氰酸，进而诱发甲状腺肿大。

◎ 萝卜不能与药物同吃。萝卜有一定的解药功能，两者一起吃会降低药物的功效。特别是在静脉注射时，两者间隔时间要3个小时左右。

◎ 胡萝卜和白萝卜忌同吃。胡萝卜中含有一种叫抗坏血酸的解酵素，白萝卜的维生素C含量极高，对人体健康非常有益，胡萝卜与白萝卜一起吃会使维生素C丧失殆尽。

◎ 萝卜不宜与木耳同吃。因为萝卜与木耳搭配，容易引起某些特殊敏感性体质的人发生过敏性皮炎。为健康起见，最好不要将这两种食物混合食用。

不能和海鲜同吃的食物

海鲜的烹制往往较简单，而且海鲜中含有大量未知物质，易与某些物质发生反应，引起过敏或其他病症。经过大量实验证明，海鲜通常不能与啤酒、水果一起享用。

◎ 海鲜不能和啤酒一起食用。食用海鲜时最好不要喝大量的啤酒，两者同食会使有害物质在体内结合，增加人体血液中的尿酸含量，从而引发痛风，以致出现痛风性关节炎、痛风性肾病等。

◎ 一些水果与海鲜一起食用容易引起消化不良。吃海鲜的同时如果再吃葡萄、山楂、石榴、柿子等水果，不仅会降低海鲜中蛋白质的营养价值，还会形成一种不易消化的物质，使人出现腹痛、恶心、呕吐等症状。

不能和鸡蛋同吃的食物

通常，鸡蛋不能与豆浆、白糖、兔肉等同食，否则将会降低营养价值，或造成身体不适。

◎ 鸡蛋与豆浆不能同食。早上吃鸡蛋的时候，喝上一杯豆浆，这已成为大多数中国人的习惯，但事实上，这种习惯是错误的。豆浆中含有植物蛋白、脂肪、碳水化合物、维生素、矿物质等很多营养成分，但鸡蛋与豆浆相结合，则会造成营养成分的损失。

◎ 鸡蛋与兔肉不能同食。二者同食会发生反应，刺激胃肠，引起腹泻。

◎ 鸡蛋与白糖不能同食。有些地方有吃糖水荷包蛋的习惯，其实，白糖和鸡蛋一起煮会形成果糖基赖氨酸，这种结合物不仅不易被人体吸收，而且还会对健康产生不良影响。

◎ 炒鸡蛋不能放味精。鸡蛋本身含有许多与味精成分相同的谷氨酸，所以炒鸡蛋时放味精不仅不会增加鸡蛋的鲜味，反而会破坏和掩盖鸡蛋的天然鲜味。另外，一次性摄入过多的谷氨酸对身体也不利，容易引起短期的头痛、心慌、恶心等症状。

不能与牛奶同吃的食物

牛奶中含有丰富的蛋白质，而蛋白质容易与其他食物中的物质发生凝结反应，不利于消化。

◉ 牛奶与巧克力易发生腹泻。牛奶中含有丰富的蛋白质和钙，巧克力则含草酸，若二者混在一起吃，钙和草酸结合会形成一种不溶于水的草酸钙，这种物质不但不能被身体吸收，还会导致腹泻、头发干枯。

◉ 加热的牛奶不能放糖。牛奶中含有的赖氨酸在加热条件下能与糖发生反应，生成有毒的果糖基赖氨酸，危害健康，所以鲜牛奶在煮沸时禁忌加糖。

◉ 牛奶不能与药同吃。一些人喜欢用牛奶代替白开水服药，其实二者同食会影响药效发挥。牛奶中的钙、镁等矿物质会与药物发生化学反应，形成一种非水溶性物质，在药物表面形成一个覆盖膜，从而影响人体对药物的吸收。

健康小锦囊

吃烧烤不宜喝啤酒。因为烟熏食品中含有有机胺和烹调时产生的多环方烃、苯并芘和氨基酸衍生物。当饮酒过量而使血铅含量增高时，上述物质便会与血铅结合，可诱发消化道疾病甚至肿瘤。

延伸阅读

十大有益健康的食物搭配

饭菜要讲究搭配，错误搭配不仅会让食品失去营养，甚至会让身体受到危害。正确的搭配则可以让我们获得更多营养。

羊肉 + 生姜

作用：冬季补虚佳品，可治腰背冷痛、四肢风湿疼痛等。

原理：羊肉可补气血和温肾阳，生姜有止痛祛风湿等作用。同食，生姜既能去腥膻等异味，又能有助羊肉温阳祛寒。

鸡肉 + 栗子

作用：补血养身，适于贫血之人。

原理：鸡肉为造血疗虚之品，栗子重在健脾。栗子烧鸡不仅味道鲜美，造血功能更强，尤以老母鸡烧栗子效果更佳。

瘦肉 + 大蒜

作用：促进血液循环，消除身体疲劳、增强体质。

原理：瘦肉中含有维生素 B1，与大蒜的蒜素结合，不仅可以使维生素 B1的析出量提高，延长维生素 B1 在人体内的停留时间，还能促进血液循环以及尽快消除身体疲劳、增强体质。

鸭肉 + 山药

作用：补阴养肺，适于体质虚弱者。

原理：鸭肉补阴，并可消热止咳。山药的补阴作用更强，与鸭肉伴食，可消除油腻，同时可以很好地补肺。

鱼 + 豆腐

作用：味鲜，补钙，可预防多种骨病，如儿童佝偻病、骨质疏松症等。

原理：豆腐中含大量钙质，如果单吃，其吸收率较低，但与富含维生素D的鱼肉一起吃,对钙的吸收与利用能起到更佳效果。

豆腐+萝卜

作用:有利消化。

原理:豆腐富含植物蛋白,脾胃弱的人多食会引起消化不良。萝卜有很强的助消化能力,同煮可使豆腐的营养被大量吸收。

猪肝+菠菜

作用:防治贫血。

原理:猪肝富含叶酸、维生素B12以及铁等造血原料,菠菜也含有较多的叶酸和铁,同食两种食物,一荤一素,相辅相成。

鸡蛋+百合

作用:滋阴润燥,清心安神。

原理:百合能清痰火,补虚损,蛋黄能除烦热,补阴血,同食可以更好地清心补阴。

芝麻+海带

作用:美容,防衰老。

原理:芝麻能改善血液循环,促进新陈代谢,降低胆固醇。海带则含有丰富的碘和钙,能净化血液,促进甲状腺素的合成。同食则美容、抗衰老效果更佳。

红葡萄酒+花生

作用:有益心脏。

原理:红葡萄酒中含有阿司匹林的成分,花生仁中含有益的化合物白梨醇,二者同吃能预防血栓形成,保障心血管通畅。

睡前饮酒有危害

有些人因夜间睡眠不好或者经常失眠,喜欢在临睡前喝上一两白酒,认为这样可以提高睡眠质量,更容易入睡。也确实有嗜酒如命者,不喝酒就通宵不寐。从现象上看,似乎饮酒之后,人就会很快入睡。那么饮酒催眠到底可不可取?睡前饮酒又有哪些危害呢?

危害一:睡前饮酒不利于更好睡眠

饮酒催眠适得其反。最新的研究表明,酒精的作用不会提高睡眠质量,酒精对中枢神经系统的抑制作用可能会缩短入睡时间,但是酒精的作用会扰乱整个睡眠状态。睡前饮酒只会使人们在睡眠中更加辗转反侧。酒精对睡眠最普遍的影响包括:睡眠质量较差、经常醒来、熟睡时间缩短以及过早地醒来。通常,睡前少量饮酒,对睡眠质量的影响并不是很大,但是,那些相信酒精有助于提高睡眠质量,经常睡前饮用大量酒精的人,酒精作用将严重影响其睡眠质量,甚至还会引发多种脏器损伤。

危害二:睡前饮酒损胃伤肝

睡前饮酒不仅影响睡眠质量,使人休息不好,致使精神不振,还会影响胃肠消化功能,久而久之对人体造成诸多危害。经常睡前饮酒的人,可能导致酒精中毒,引发神经炎及肝脏等疾病。

酒中含有许多有害物质，如甲醇、杂醇油、铅等，这些物质进入人体后，要靠肝脏的解毒功能，才能排出体外。白天人体新陈代谢较旺盛，酒中毒素相对容易被排泄(如从汗液和尿中排出)，但夜晚饮酒入睡后，人体新陈代谢减慢，肝脏的解毒功能也相应减弱，有毒有害物质容易积蓄，故对健康极为不利。

所以，专家提醒失眠者切勿饮酒助眠，应积极寻找病因，以求正确的治疗。健康人在夜间入睡前，也切莫在餐桌上贪杯好饮，否则，同样也会损害你的健康。

危害三：睡前饮酒易致呼吸暂停

经常睡前饮酒的人不仅会使睡眠打鼾明显加重，甚至还会造成呼吸暂停。睡眠时的呼吸暂停，主要是因为在睡眠状态下，上气道平滑肌的活性降低，不能保证上气道的通畅，造成阻塞，从而不能进行正常呼吸的结果。

身体摄入的酒精可以从多个环节上导致呼吸暂停的发生，病人在呼吸暂停后，血液中的氧含量降低、二氧化碳含量升高，这种变化能提高上气道平滑肌的活性；而酒精则降低上气道平滑肌对低氧和高二氧化碳的反应性，从而促进上气道发生阻塞。睡眠呼吸暂停对人体造成的将是全身性的急慢性缺氧，会导致高血压、心脏病发作，脑血管意外等事故。调查发现，未经治疗的严重呼吸暂停患者寿命常常不超过 10 年。临床观察也表明，酗酒会使单纯打鼾者发生呼吸暂停的现象，更会使呼吸暂停病人病情加重。

健康小锦囊

"抽刀断水水更流，举杯消愁愁更愁。"中国人素有饮酒的传统，认为饮酒是潇洒、有身份的象征，更是文人吟诗的一种凭借，因此得以发扬光大。但是饮酒伤身的这一事实不容置疑。因此，专家建议，为了身体的健康，最好不要饮酒。

另外，长期酗酒还能使睡眠无打鼾现象者或者无呼吸暂停者发生呼吸暂停的情况。因此，戒酒是睡眠呼吸暂停患者应采取的积极措施之一。对于嗜酒的人，如果不能立刻戒酒，至少也要限制饮酒量，同时还应保证在睡前4—6小时内不饮酒。

延伸阅读

喝酒的其他禁忌

除了睡觉前不宜饮酒外，饮酒还有其他禁忌，应引起人们的重视：

禁忌一：饮酒过猛

饮酒时不要过猛，特别是"一饮而尽"。饮酒过猛，酒中的酒精会使大脑皮层处于不正常的兴奋或麻痹状态，人会失去控制，动脉硬化患者甚至会出现脑血管意外。

禁忌二：饮酒过量

喝酒最忌讳的就是饮酒过量，如高血压患者，饮酒过量有导致脑溢血的危险。因此，饮酒要适可而止。一般酒精的中毒量为70—80毫升，饮白酒的一次量不宜超过50毫升；啤酒不宜超过一瓶。

禁忌三：空腹饮酒

空腹饮酒，特别是饮高浓度的酒，对口腔、食道、胃都有损害。实验表明，空腹开怀畅饮只要达30分钟，酒精对机体的毒性反应便能达到高峰。埋头喝闷酒或赌气喝酒都是容易醉倒的。所以在饮酒前先吃点食物，使体内分解酒精的酶活力增强，起到保护肝脏的作用。

禁忌四：掺酒混酒

酒可以分为两种，发酵酒（如黄酒、啤酒）和蒸馏酒（如白酒），但是这两种酒在体内的反应不一样。发酵酒酒精含量少，但质杂，如与酒精浓度大的蒸馏酒混饮，会引起头痛、恶心等不良反应而且易醉。

禁忌五：与汽水同饮

有人习惯将汽水和白酒掺在一起喝，这对健康是很有害的。白酒含有大量的酒精，当酒和汽水在人体内混合以后，会使酒精很快散布到人的全身，并且产生大量的二氧化碳，损害人的肠胃、肝脏、肾脏器官等。它还会刺激胃粘膜，减少胃酸分泌并影响消化酶的产生，患有肠胃病的人如饮酒之后又大量喝汽水，还会造成胃和十二指肠大出血。另外，血压不正常的人还会促使酒精迅速渗透到中枢神经，导致血压迅速上升。因此，在饮白酒时切勿与汽水同饮，也不能先喝汽水再饮白酒。喝醉后，更不能用汽水来解酒。

禁忌六：酒后洗澡

酒后洗澡，会加快体内储备的葡萄糖消耗，使血糖下降，体温也急剧下降，而酒精又能阻碍肝脏对葡萄糖储存的恢复，易使人休克，所以酒后不要马上洗澡以防不测。另据报道，酒后立即洗澡还容易引发眼疾，甚至会使血压升高。

禁忌七：酒后马上用药

饮酒后，酒精会使人体的神经系统出现短暂的兴奋状态，随后转为抑制，使大脑神经系统的反应性降低。如果此时服用具有镇静作用的抗过敏药物如镇静剂、安眠药，以及含有上述成分的感冒药，在酒精和药物的双重抑制作用下，就可能导致血压下降、心跳减慢、呼吸困难，甚至造成死亡。另外，饮酒后服用阿斯匹林、安乃近、去痛片、消炎痛等药物时，易导致胃出血，甚至胃穿孔。酒还能影响降压药、消炎药等多种药物的药理作用，对身体造成危害。

禁忌八：孕期饮酒

女人在怀孕的时候更不能饮酒，孕妇饮酒，酒中的酒精能通过血液危害胎儿，胎儿越小，对有害因素越敏感。饮酒会使胎儿的大脑、心脏受酒精的毒害，造成胎儿发育迟缓，死亡率提高，出生后对智力也有影响。

咖啡，冒饮伤健康

咖啡是目前世界上消费量最大的一种饮料，在西欧一些国家，70%以上的成年人有喝咖啡的习惯。尤其是在美国，每年饮用的咖啡量多达100多万吨，平均每人每天要喝3—4杯。在我国的城市中，饮用咖啡也成为年轻人的一种时尚，人数逐年增加。据现代医学研究发现，适量饮用咖啡对身体有益。

◎ 咖啡能消除疲劳。咖啡中含有一种叫做咖啡因的物质，具有刺激中枢神经的作用，可消除肌肉疲劳，提高工作效率，还能使头脑反应灵活。

◎ 帮助消化。咖啡具有助消化的功效，特别是食用过多肉类时，饮用咖啡可使胃液分泌增多，促进消化，防止胃下垂。

一般来说，一天适宜饮用两到三杯咖啡，适量饮用咖啡对身体有益，但也不应忽视其弊端。

由于咖啡中的咖啡因具有振奋精神的效果，所以一直备受推崇，但咖啡也不可饮用过多。过量饮用咖啡会给身体带来不适，严重的甚至会导致一些慢性疾病。经常嗜饮咖啡的人，会出现以下情况：

◎ 夜间失眠。由于咖啡中含有咖啡因，能兴奋神经、刺激血管、加速心跳。过量饮用咖啡会引起窦性心动过速和室性早搏，血压升高，导致夜间失眠。对于有胃溃疡或胃炎的人，由于咖啡对胃粘膜有刺激作用，并能增加胃液分泌，因此会加重胃部病变。

◉ 高血压病情加剧。咖啡因本身具有止痛作用，因此常与其他简单的止痛剂合成复方，但是，如果是高血压患者，长期大量服用咖啡，只会加重病情。单是咖啡因就能使血压上升，若再加上情绪紧张，就会产生危险性的相乘效果，因此，高血压的危险人群尤其应避免在工作压力大的时候喝含咖啡因的饮料。那些有常年喝咖啡习惯的人认为自己对咖啡因的效果已经免疫，然而事实并非如此，一项研究显示，喝一杯咖啡后，血压升高的时间可长达 12 小时。

◉ 患心脏病的几率大大增加。研究发现，如果一个人每天喝 5 杯或 5 杯以上的咖啡，其患心脏病的可能性要比不喝咖啡的大 2 倍，长期饮用咖啡的人患心脏病的可能性则更大。

◎ 健康小锦囊

每天适量饮用咖啡益处多多。咖啡可以促进代谢机能，对治疗便秘有很大功效；有减肥、解酒的功能；还可以消除疲劳，预防胆结石；常喝咖啡甚至可防止放射线伤害。

医学研究还证实，短时间内连续饮用 3 杯咖啡，会出现情绪紧张、忧虑、呼吸短浅等现象；饮用 10 杯以上，则会引起一些中毒症状，如耳鸣、谵语、视物模糊、心律失常、肌紧张和肌震颤等；连续饮用 100 杯以上，甚至会导致死亡。法国文豪巴尔扎克就是因为嗜饮咖啡导致慢性咖啡中毒，而过早地离开了人世，给世界文坛留下千古遗憾。

所以，切忌在短时间内过量饮用咖啡，孕妇、心脏病和胃病患者只能适量饮用，以防咖啡对人体造成伤害。

延伸阅读

常饮咖啡危害女性健康

随着我国饮用咖啡人数的日趋增加，特别是一些新潮女性、女企业家、女商人、公关人士，由于工作和社交的需要，也热衷于饮用咖啡。但是，医学专家建议，妇女不宜多饮咖啡。那么多饮咖啡会对女性健康有哪些影响呢？

不利影响之一：增加心肌梗塞危险

美国医学家研究发现，每天饮 5 杯或 5 杯以上的咖啡，会使妇女患心肌梗塞的危险增加 70% 左右，而且危险性随着饮用咖啡的数量增加而增加。

不利影响之二：易引起骨质疏松症

每天饮用 2 杯以上咖啡的老年妇女，不管年龄、肥胖程度如何，其脊椎、髋骨的骨密度都会降低，且骨密度降低的程度与这一习惯延续的时间长短和饮用量的多少有关。因为咖啡因能与人体内的游离钙结合，并经尿排出。游离钙的减少必然引起结合钙的分解，从而导致骨质疏松。

不利影响之三：易患不孕症

研究人员统计发现，每天饮 3 杯以上咖啡的妇女比不饮咖啡或少饮咖啡的妇女易患不孕症。有关专家曾调查了有大量饮用咖啡习惯的 100 名妇女，其中约有 50 名妇女不易受孕。也有些生育专家认为，这是小范围的研究，虽然不能最后证实咖啡对生育的抑制作用，但是，研究人员强调指出如果不能从医学上说明不孕症的原因，则应考虑不孕症与咖啡因有关。

不利影响之四：易导致胎儿畸形

孕妇不宜常饮咖啡。早在 80 年代初，就有研究机构在实验中发现，每天给小白鼠饲喂相当于成人饮 12—24 杯浓咖啡的量后，妊娠鼠就会生育出畸形的小鼠。为此，研究者告诫孕妇：应暂停饮用咖啡。

不利影响之五：妊娠高血压综合征

患者表现为浮肿、高血压和蛋白尿，如果不及时治疗，可危及母胎安全。据澳大利亚一项研究结果表明，每日只饮几杯咖啡，血压就会升高。为此，孕妇不宜饮用咖啡。

不利影响之六：易引起糖尿病

欧美特别是芬兰和美国两国，都是消费咖啡较多的国家，这两个国家中患糖尿病的人数也较多。其中，芬兰人的咖啡消费量居世界之首，该国的糖尿病患者也是世界上最多的。其他北欧国家的咖啡消费量也大，患糖尿病的人数也多。相反，日本人的咖啡消费量在世界上是最少的，糖尿病患者也最少。研究者分析认为，咖啡饮料中含有的咖啡因可以透过胰脏而沉淀到胎儿组织中，尤其是胎儿的肝脏、大脑，使出生后的婴儿患糖尿病的几率增大。

常饮矿泉水不利健康

矿泉水是很多人日常生活中不可或缺的东西。近些年来，随着生活水平的提高，以及水污染的日益严重，越来越多的人加入了饮用矿泉水的行列。而从另一方面来看，矿泉水的发现与推广，的确也方便了人们的生活，提高了人们生活的水平。然而，矿泉水真的如广告上所说的那么有益吗？矿物质中所含的微量元素真的有益健康吗？医生却给出了不一样的答案。

常饮矿泉水影响代谢

人体是各营养物质平衡的系统，缺乏某种物质或某种物质补充过量时，身体都会表现出病态。矿泉水中通常含有某些矿物盐或微量元素，在某种情况下，它们对身体是极为有益的。但如果体内营养平衡，并不缺乏矿物质，却听信广告宣传一味地补充矿物质，不仅会使体内矿物质超标，严重时还会影响身体的正常代谢。下面是矿泉水中常见的微量元素及其过量后的危害，爱饮矿泉水的人应格外注意：

● 游离的二氧化碳。普通水中也含有游离的二氧化碳，但矿泉水中含量更高，往往达到0.5克/升。当水中游离二氧化碳增多时，水的酸碱度则会降低至6—7之间，同时游离的二氧化碳溶于水，形成了碳酸根，适量饮用有助于胃肠的消化。但长时间饮用此水，则会影响胃液的分泌和胃的消化机能，甚至还会影响胆汁的形成和分泌，并会导致人体内的酸碱失调。

◉ 锌元素。锌是人体内必需的一种微量元素，具有促进细胞增殖，提高人体免疫力的作用，但锌元素补充过多，则容易影响身体其他微量元素正常吸收和利用，引发恶心、昏迷等症状。所幸目前市场上富含锌元素的矿泉水并不多。

◉ 铁元素。铁是身体健康所需的重要物质，但补充过多则会引发肝硬化或糖尿病，严重时还可能会引发急性铁中毒甚至有生命危险。尽管饮用矿泉水并不是补充铁元素的主要途径，但常饮用含铁矿泉水亦能影响人体中铁元素含量。

◉ 碘元素。含碘矿泉水是目前比较常见的矿泉水，也是很多年轻人的最爱。但你知道吗？身体中碘元素过量，则会导致疲劳、胃肠功能紊乱、浮肿、不育、脱发、指甲变脆等症状。

除了以上常见的矿物质外，市场上某些矿泉水中还含有极微量的铅、汞、镉等有毒有害元素，这类矿泉水更不应长期饮用。因为饮用这类矿泉水或许不能立即产生危害，但长期积累，使得有害物质在体内蓄积，必然影响健康。

◎ 健康小锦囊

纯净水也不宜经常饮用，因为纯净水在处理过程中，不仅去掉了水中的细菌、病毒、污染物等杂质，也除去了对人体有益的微量元素和矿物质。纯净水适合做饮料偶尔饮用，不能长期饮用。

这些人不宜饮用矿泉水

矿泉水中富含的各种矿物质，增加了矿泉水的复杂性。因此，并不是所有的人都适合饮用矿泉水。

◉ 婴儿不宜。婴儿肠胃消化功能还不健全，矿泉水中所含的磷酸盐、磷酸钙过多，会引发婴儿消化不良或便秘。

◉ 结石患者不宜。大多数矿泉水中都含有丰富的钙，而且厂家多以此为骄傲，殊不知，过量补充钙质则容易引起高钙血症，使人出现软弱无力、食欲不振、呕吐腹泻等症状。另外，钙是形成结石的重要元素，如果结石病人长期饮用矿泉水，有可能因钙质过多而加重病情。

◎ 慢性肾炎、高血压、心脏病患者不宜。肾脏是矿物质代谢的重要器官，过量矿物质的摄入，有可能增加肾脏、血液循环和膀胱的负担，进而加重病情。因此，患有慢性肾炎、高血压、心脏病及伴有浮肿的病人不宜饮用矿泉水。

总之，矿泉水并不像广告宣传所说的那般神奇，也并不是身体的"万能补品"，而且长期饮用还有可能给你的身体造成伤害。因此，健康如你，最好还是不要每日以矿泉水为伴。

延伸阅读

喝桶装水应注意什么

进入7、8月份后，气温急剧上升，家庭的饮水量随之大量增加，要想这个夏天喝水喝得健康、放心，有些问题是所有消费者都应该注意的。

夏季宜多久喝完一桶水

对于一桶水该多久喝完，可能很多消费者都不会特别留意，经常有人会有半个月或一个月才换一次水的情况。

大多数消费者对水的认识不够，很多人在饮用桶装水的过程中，认为用上了桶装水就卫生了，其实这是生活中的一个误区。水和其他食物一样，都有保质期的问题。一般情况下，桶装水在开封以后，保质期为7天左右。如果人们继续饮用过期的桶装水，严重的会造成中毒，轻微的可能会出现头晕、呕吐、恶心等症状。因此应该尽量避免饮用过期的桶装水。

饮水机放哪里

很多消费者对饮水机的放置地点往往以方便为主，有的放在厨房，有的则放在客厅。然而，饮水机放在哪里也是大有学问，一不小心就有可能影响到水的质量。

专家们建议，饮水机不宜放置在光线可以直接照射的地方，尤其是使用自带净水器的饮水机。净水器的过滤器中含有活性炭、麦饭石、矿化球、珍珠质等原料，应选择远离热源。这是因为饮水瓶中有充足的氧气，如果再加上高温的阳光照射，微生物的繁衍会加剧。

怎样清洗饮水机

饮水机其实是“二次污染”的重灾区。饮水机内部有两个水胆，一个是冷水胆，一个是热水胆，这两个水胆起到沉淀水中杂质的作用。人们通常在桶装水喝完之后，只重新换上一桶就了事，却忽视了饮水机内胆约存有1000毫升的水，久而久之那里就成了细菌生长的温床，细菌不断繁殖，可以引发消化、泌尿系统等50多种疾病。

对于饮水机的卫生消毒多数人都不太了解，这就对健康造成了新的危害。饮水机的清洗消毒一般以夏季2次/月，冬季1次/月为最佳。饮水机消毒建议请专业人员定期进行清洗消毒，但如果是自己动手的话，只要遵循以下步骤即可。

- **步骤一：**切断饮水机电源。
- **步骤二：**将桶装水垂直向下插入机器上部的聪明座，开启红色热水水龙头及蓝色冷水水龙头直至有水放出后关闭水龙头，再用双手捧住桶身向上取出水桶；清洗饮水机外部和聪明座。
- **步骤三：**将600ml专用清洗消毒液倒入贮水罐，10分钟后，开启红、蓝色水龙头直至消毒液放完。
- **步骤四：**旋开机器背部或底部放水阀将饮水机内的消毒液排尽，用开水或纯净水反复冲洗几次，旋紧放水阀，消毒灭菌操作程序完成。

饮茶的几个误区

茶作为世界三大无酒精饮料之一，受到不同国家、不同肤色、不同阶层的人的喜爱，尤其是在夏季，饮茶的人、茶的消费量都相应增加，这不仅是因为茶可以提神、消暑、解渴、解毒，更主要的是茶对人体具有营养、保健及防病治病的作用。然而，在日常生活中，有许多人饮茶存在误区，如果认识不足，陷入误区，就会给健康带来极大的隐患。

误区一：饮茶能医百病

人们认为，茶不仅是一种安全的饮料，也是治疗疾病的良药。殊不知，对有些病人来说，是不宜喝茶的，特别是浓茶。如神经衰弱者、甲亢患者、肺结核患者等。浓茶中的咖啡碱能使人兴奋、失眠、代谢率增高，不利于休息；浓茶中的咖啡碱还可使高血压、冠心病、肾病患者心跳加快，甚至心律失常、尿频，加重心肾负担；咖啡碱还能刺激胃肠分泌，不利于溃疡病的愈合；而茶中鞣质有收敛使用，使肠蠕动变慢，加重便秘。此外，喝浓茶还会使人体对铁质的吸收量减少 50%，日久可致缺铁性贫血。

误区二：浓茶可以醒酒

有些人习惯饮酒后喝大量的浓茶醒酒，其实这是人们的一种误解。因为在饮酒后，酒中乙醇经过胃肠道进入血液，在肝脏中先转化为乙醛，再转化为乙酸，然后分解成二氧化碳和水经肾排出体外。而酒后饮浓茶，茶中咖啡碱等可迅速发挥利尿作用，从而促进尚未分解成乙酸的乙醛，过早地进入肾脏，使肾脏受损。

误区三：品新茶可心旷神怡

新茶是指刚采摘下来的茶，这种茶形、色、味上乘，品饮起来确实是一种享受。但因茶叶存放时间太短，多酚类、醇类、醛类含量较多，如果长时间饮新茶可出现腹痛、腹胀等现象。同时新茶中还含有活性较强的鞣酸、咖啡因等，过量饮新茶会使神经系统高度兴奋，甚至产生四肢无力、冷汗淋漓和失眠等"茶醉"现象。

◎ 健康小锦囊

古有"不可一日无茶"之说。茶叶中含有近500种成分，主要有咖啡碱、茶碱、可可碱、胆碱、黄嘌呤、黄酮类及甙类化合物、茶鞣质、酸类、酯类、多种维生素、蛋白质和氨基酸等。茶中还含有钙、磷、铁、氟、碘、锰等多种矿物质。茶叶中的这些成分，对人体是有益的，其中尤以锰能促进鲜茶中维生素C的形成，提高茶叶抗癌效果。

误区四：饮茶会使血压升高

茶叶具有抗凝、促溶、抑制血小板聚集、调节血脂、提高血中高密度脂蛋白及改善血液中胆固醇与磷脂的比例等作用，可防止胆固醇等脂类团块在血管壁上沉积，从而防止冠状动脉变窄，特别是茶叶中所含的儿茶素，它可使人体中的胆固醇含量降低，血脂亦随之降低，从而使血压下降。因此，饮茶可防治心血管疾病。

误区五：餐前餐后饮茶有助消化

事实上，饭前饮茶会冲淡唾液，使饮食无味，还会使消化器官吸收蛋白质的功能下降；饭后立即饮茶，由于茶中鞣酸可使食物中的蛋白质、铁质发生凝固，会影响人体对蛋白质和铁质的消化吸收，于身体不利。

误区六：用保温杯泡茶

保温杯虽能保温，但茶叶中多种维生素和芳香油易在高温或长时间的恒温水中损失，茶的效用和口味也降低了。好的茶具应首推陶器类，具有一定透气性，冬天保温，夏天不馊，不发生任何化学反应。所以紫砂茶壶享有盛名。

误区七：用沸水冲泡

有些人喜欢用刚开的水冲泡茶叶，其实这是非常有害的。刚烧开的水温度高，可使茶叶中不耐高温的营养素如维生素 C 等大量破坏，并且使茶的香味很快消失。泡茶的水温宜按茶叶老、嫩来分，老茶可用 95℃ 的开水直接冲入；嫩茶则应低些，80℃ 左右比较适合。

误区八：爱饮头遍茶

一些人认为头遍茶浓，提神醒脑，所以爱喝头遍茶。殊不知，茶叶在栽培与加工过程中受到农药等污染，茶叶表面总残留一些农药，相应的头遍茶农药等有害物质浓度也高。所以应让头遍茶水发挥“洗茶”的作用，弃之不饮。

误区九：过量饮茶

有的人对茶过于偏爱，也过于相信茶的提神作用，喝茶没有限度。其实茶中的一些物质过量了对人体是不利的，如大量饮茶可增加铝元素的吸收量，损害大脑，诱发痴呆症。

延伸阅读

正确饮茶可医百病

茶在中国被誉为“国饮”，被英国人称为：健康之液，灵魂之饮。现代科学研究证实，茶叶中确实含有与人体健康密切相关的有益成分，茶叶不但具有提神清心、清热解暑、消食化痰、去腻减肥、清心除烦、解毒醒酒、生津止渴、降火明目、止痢除湿等药理作用，而且还对现代疾病，如辐射病、心脑血管病、癌症等疾病，有一定的药理功效。可见，茶叶功效之多，作用之广，是其他饮料不可替代的。茶叶具有药理作用的成分主要是茶多酚、可可碱、胆碱、咖啡碱、脂多糖等。具体作用如下：

可延缓衰老

茶叶中的茶多酚具有很强的生理活性和抗氧化性，是人体有害化合物自由基的清除剂。据有关部门研究证明 1 毫克茶多酚清除有害自由基的效能相当于 9 微克超氧化物歧化酶，大大高于其他同类物质。茶多酚还有清除活性酶的作用。据医学界试验证实，茶多酚的抗衰老效果要比维生素 E 强 18 倍。

可抑制心血管疾病

茶多酚有助于人体的脂肪代谢。人体的胆固醇及三酸甘油脂等含量高，脂肪就会在血管内壁沉积，导致平滑肌细胞增生，形成动脉粥样硬化等心血管疾病。茶多酚，尤其是茶多酚中的儿茶素 ECG 和 EGC 及其氧化产物茶黄素等，有助于使这种细胞增生受到抑制，使形成血凝黏度增强的纤维蛋白原降低，凝血变清，从而抑制动脉粥样硬化。

可防治癌症

茶多酚可以阻断亚硝酸铵、黄曲霉素等多种致癌物质在体内合成，并具有直接杀伤癌细胞和提高肌体免疫能力的功效。据有关资料显示，茶叶中的茶多酚，主要是儿茶素类化合物，对胃癌、肠癌等多种癌症的辅助治疗和预防，均大有裨益。

可有效预防和治疗辐射伤害

茶中还含有多种可吸收放射性物质锶90和钴60的化合物。据有关部门试验证实，对肿瘤患者在放射治疗过程中引起的轻度放射病，用茶叶提取物进行治疗，有效率可达90%以上；对血细胞减少症，茶叶提取物治疗的有效率达81.7%；对因放射辐射而引起的白血球减少症治疗效果更好。

可抑制和抵抗病毒、细菌

茶多酚对病毒、细菌有明显的抑制和杀灭作用，可消炎止泻。我国有不少医疗单位应用茶叶制剂治疗急性和慢性痢疾、流感，治愈率达90%左右。

可美容护肤

茶多酚是水溶性物质，用它洗脸可以清除面部的油腻，具有收敛毛孔、消毒、灭菌、抗皮肤老化等功效。

可醒脑提神

茶叶中的咖啡碱能促使人体中枢神经兴奋，增强大脑皮层的兴奋过程，起到提神益思、清心的效果。

可利尿解乏

茶叶中的咖啡碱可刺激肾脏，促使尿液迅速排出体外，提高肾脏的滤出率，缩短有害物质在肾脏中滞留时间。咖啡碱还可排除尿液中的过量乳酸，可使人体尽快消除疲劳。

可降脂助消化

茶叶有促进消化和降低脂肪的重要功效，用当今时尚语言说，就是有助于减肥。这是由于茶叶中的咖啡碱能提高胃液的分泌量，可以帮助消化，增强分解脂肪的能力。

可护齿明目

茶叶中还含有较高的氟，每100克干茶中含氟量为10毫克—15毫克，且80%为水溶性成分。若每人每天饮茶叶10克，则可吸收水溶性氟1毫克—1.5毫克，而且茶叶是碱性饮料，可抑制人体钙质的减少，这对预防龋齿、护齿、坚齿，都是有益的。

在日常饮茶时，要避免进入饮茶的误区，发挥茶"医百病"的功效，喝出健康的身体。

牛奶的饮食宜忌

日常生活中，牛奶因其营养全面，容易被人体吸收，成为许多人必不可少的营养佳品。但普通人对于牛奶尚有许多错误的做法，使本该被吸收的营养白白流失，甚至产生负面效果，对身体造成伤害。

牛奶的七大食用误区：

误区一：牛奶越浓越好

认为牛奶越浓，身体得到的营养就越多的说法其实是不科学的。所谓过浓牛奶，是指在牛奶中多加奶粉少加水，使牛奶的浓度超出正常的比例标准。特别是婴幼儿，由于婴幼儿脏器娇嫩，受不起过重的负担与压力。如果他们常吃过浓牛奶，会引起腹泻、便秘、食欲不振，甚至拒食，还会引起急性出血性小肠炎。

误区二：牛奶与糖同时加热

在加热条件下，牛奶中含有的赖氨酸能与果糖发生反应，生成有毒的果糖基赖氨酸，对人体有害。鲜牛奶在煮沸时不要加糖，应等煮好的牛奶稍凉些后再加糖。

误区三：牛奶与巧克力同食

牛奶中含有丰富的蛋白质和钙，巧克力中含有草酸，两者同食会结合成不溶性的草酸钙，极大影响身体对钙的吸收。甚至会出现头发干枯、腹泻、生长缓慢等现象。

误区四：用牛奶送药

牛奶能够明显地影响人体对药物的吸收速度，使血液中药物的浓度较相同的时间内非牛奶服药者明显偏低。用牛奶服药还容易使药物表面形成覆盖膜，使牛奶中的钙与镁等矿物质离子与药物发生化学反应，生成非水溶性物质，从而影响药效的释放及吸收。

误区五：用酸奶喂养婴儿

酸奶是一种有助于消化的健康饮料，但是却不能用酸奶喂养婴儿，因为酸奶中的乳酸菌生成的抗生素，虽然能抑制很多病原菌的生长，但同时也破坏了对人体有益的正常菌群的生长条件，还会影响正常的消化功能，尤其是患胃肠炎的婴幼儿及早产儿，如果喂食他们酸奶，可能会引起呕吐和坏疽性肠炎。

误区六：牛奶中添加果汁等酸性饮料

牛奶中的蛋白质大部分为酪蛋白，而酸性饮料多属于果酸，但果酸遇到酪蛋白便会发生凝集、沉淀，难以消化吸收，严重者还可能导致消化不良或腹泻。

误区七：牛奶必须煮沸或反复烧开

所有消毒牛奶均可直接食用。如果煮沸或反复烧开，牛奶中的乳糖就会出现焦化现象，而焦糖可诱发癌症。其次，煮沸后牛奶中的钙会出现磷酸沉淀现象，从而降低牛奶的营养价值。

哪些人常喝牛奶可健身

在社会中，由于体质不同、工作种类不同或者健康状态不同，有些人需要经常喝牛奶，才能改善体质。

◎ 肝病患者。目前医学界对肝病的治疗没有特效药,唯有优良的蛋白质能排除肝内的有害脂肪,并使肝细胞重生。因此肝病患者每日应喝两杯牛奶,可缓解病情。

◎ 肠胃病患者。牛奶以其营养成分高、消化时间快、吸收率好成为肠胃病患者的最佳食品,而且牛奶中还含有磷脂类。磷脂类能在胃黏膜表面形成一个很厚的疏水层,对肠胃起到很好的保护作用。而且牛奶还具有弱碱性,能中和胃酸,非常适合患有溃疡病和慢性高酸性胃炎的人们食用。

◎ 健康小锦囊

睡觉前喝牛奶有催眠作用。牛奶中含有两种催眠物质,其中一种是能够促进睡眠的以血清素合成的色氨酸,另外一种则是具有类似麻醉镇静作用的天然吗啡类的物质。据报道,睡觉前喝一杯热牛奶,可使人很快入睡,而且后半夜睡得更香甜,特别对有些半夜醒来不能入睡的人来说,其作用更为明显。

◎ 生活节奏紧张的人。生活节奏快的人在早餐中喝一杯鲜牛奶是最为适宜的,牛奶中不仅含有优质的蛋白质,而且还含有大脑发育所必需的卵磷脂,可大大提高大脑的工作效率。

◎ 孕妇和产妇。孕妇和产妇补钙最好的方法是喝牛奶,每天喝200—400克的牛奶,不仅能保证钙的摄入,而且磷、钾、镁等多种矿物质氨基酸也十分合理。

◎ 视力不良的人。牛奶中的维生素A、维生素B、维生素B2、维生素D等能够保护视力。

◎ 养颜美容的人。牛奶中含有丰富的维生素A、维生素B,有利于滋润肌肤,改善皮肤状况。相传埃及艳后克丽奥佩特拉每天要用牛奶洗澡以保持青春常在,古代欧洲的美女对牛奶浴也趋之若鹜。

◎ 长时间操作电脑的人。酸牛奶中含有可保护视力和维持视力正常的维生素A,能够抑制电脑显示器所产生的X射线的辐射。

吸烟者。牛奶中所含有的维生素 A 可以保护气管壁，能够减少患支气管炎的几率。美国一所大学的专家研究发现：吸烟的人患支气管炎的占 31%，这些人从来不喝牛奶；而每天饮用牛奶的吸烟者患支气管炎的仅占 20% 左右。

延伸阅读

牛奶的营养价值

牛奶有“白色血液”之称。随着生活水平的提高，人们对喝牛奶健身、喝牛奶补钙的意识逐渐增强。

喝牛奶易于消化，因为牛奶中的蛋白质是全蛋白，它的消化率高达 98%，乳脂肪是高质量的脂肪，消化率在 95% 以上，而且含有大量的脂溶性维生素。奶中的乳糖是半乳糖和乳糖，是最容易消化吸收的糖类。奶中的矿物质和微量元素都是溶解状态，而且各种矿物质的含量比例，特别是钙、磷的比例比较合适，很容易消化吸收。

牛奶中的酪蛋白含有 10% 的磷，而磷是人体遗传代谢、生长发育、能量供应等方面不可缺少的物质，并有利于促进大脑发育。

牛奶中含有钾，钾在维持心脏正常跳动以及肌肉正常工作中起着非常重要的作用，可以使动脉血管壁在血奔流高时保持稳定，减少了人们患中风的危险。

牛奶中丰富的钙质可抑制饱和脂肪酸，降低胆固醇，防止动脉粥样硬化，还可防止血压升高。

牛奶中的镁能起到缓解心脏和神经系统疲劳的作用，对人体具有镇静安神作用。

牛奶可以驱铅。其一，牛奶中含有丰富的钙，而钙磷比例恰当可以降低机体铅负荷。中餐食物中一般不缺磷，但钙相对不足，适当补充钙可以减少铅吸收。其二，牛奶所含的蛋白质能与体内的铅结合成可溶性化合物，可以促进铅的排泄。

牛奶中含有将近5%的乳糖，可促进人体对钙和铁的吸收，增强肠蠕动，促进排泄。

牛奶中的酪氨酸能促进血清激素生长。

牛奶的脂肪中的共轭亚油酸具有很高的抗癌功效，是一种良好的细胞抗氧化剂，可以提高细胞中抗氧化酶的活性，清除危害身体的自由基，从而维持机体氧化系统和抗氧化系统的平衡，发挥抗癌作用。

牛奶中的β-酪蛋白，具有较强的抗变异原机制，可增强免疫体系功能，阻止肿瘤细胞增长。

牛奶中的维生素B2，可提高视力，减轻眼睛的疲劳。

但是选牛奶最好选用新鲜奶（保质期短），超高温杀菌的常温奶（保质期长）虽然保质期长，但是由于在杀菌过程中也杀害了所有的有益微生物，因此远远低于新鲜奶的营养价值。

冷饮你吃对了吗

由于受夏季高温的影响，人体会产生一系列类似亚健康状态的反应，如精神不振、食欲减退等。这时，如果能在膳食上合理安排，适当吃些冷饮，不仅能消暑解渴，还可帮助消化，使人体的营养保持平衡，有益于健康。

然而，有的人在吃冷饮时往往陷入一些饮食误区，暴饮暴食，以致诱发了许多疾病，如食物中毒、痢疾、病毒性肝炎等。因此，在吃冷饮时一定要注意：

◎ 用餐时不宜吃冷饮。快速吃一大杯冰淇淋后，胃内的温度会由37℃快速下降至20℃以下，胃受过冷刺激会使蠕动停止，胃肠道的消化功能也就停止，约需30分钟待胃部回复温暖状态之后，消化功能才会渐渐恢复正常。特别是进食早餐的时候，体内的肌肉、神经及血管还呈现收缩状态，吃冷饮使体内各个系统更加挛缩。

◎ 不宜食用过多冷饮。吃过多冷饮，会冲淡胃液，影响消化，并刺激肠道，使蠕动亢进，缩短食物在小肠内停留的时间，影响人体对食物中营养成分的吸收。特别是患有急慢性胃肠道疾病者，更应少吃或不吃。

◎ 在剧烈运动后不宜吃大量冷饮。人在剧烈运动后，会导致体温升高、咽部充血。此时，胃肠和咽部如突然受到大量冷饮的刺激，就会出现腹痛、腹泻或咽部疼痛、发音嘶哑、咳嗽以及其他病症。

◎ 不卫生的冷饮不能吃。由于大肠杆菌、伤寒杆菌和化脓性葡萄球菌均能在 -170℃的低温下生存。因此，吃了不洁的冷饮，就会危害身体健康，故没有品牌的汽水或冰棍不可食用。

◎ 老年人慎吃冷饮。老年人消化道功能明显减退，对冷饮的耐受力也大大降低，吃过多的冷饮，不仅会引起胃肠道消化功能紊乱，还可能诱发更为严重的疾病。特别是体质虚弱的高龄老人，最好禁食冷饮。

◎ 忌吃不新鲜的冷饮。冷饮以色清品鲜者为佳，要认真查看冷饮是否新鲜。一般的果汁类饮料应没有沉淀，瓶装饮料不会漏气，开瓶后应有香味。鲜乳为乳白色，乳汁均匀，无沉淀、凝块、杂质，有乳香味。罐头类饮料的铁筒表面不得生锈、漏气或漏液，盖子不应鼓胀，如果敲击罐头时呈鼓音，说明已有细菌繁殖，也不能食用。

健康小锦囊

冷饮的温度一般要比胃内温度低，长期吃过量的冷饮，会使胃黏膜下血管收缩，导致胃的防卫能力下降，影响健康。少吃冷饮，少喝冰水，尤其是在饭前、饭后，这样才不容易影响健康。

延伸阅读

夏季与冷饮无缘的几种人

人人都喜欢吃冷饮，但并不是每个人都适宜吃冷饮的。

婴幼儿

婴幼儿的胃肠道发育尚不健全，对冷饮的刺激极为敏感。幼儿吃冷饮会引发腹泻、腹痛、咽痛、咳嗽等症状，还会诱发咽炎、扁桃体炎。特别是6个月以内的幼儿，更应禁食冷饮。

月经期的女性

月经期的女性过食冷饮，会引起盆腔脏器小血管收缩与痉挛，从而产生痛经乃至虚脱等现象，故宜少食。

孕妇和老人

大量冷饮进入腹内，会使子宫收缩加剧，对胎儿不利，甚至可引起流产。老年人因消化道功能减退，对冷饮的耐受性有所降低，若摄入大量冷饮，会引起消化功能紊乱，诱发胃肠疾病，故应少食或禁食。

胃肠道疾病者

患有急性肠胃炎、慢性肠炎、十二脂肠溃疡等胃肠道疾病者，由于胃肠道粘膜受损，对寒冷的耐受性较低，故不宜过多进食冷饮。

心血管病患者

大量冷饮经过食道和胃时，可引起邻近的冠状动脉收缩，能诱发心绞痛、高血压和心律紊乱。因此，患有高血压、冠心病等疾病的病人，病情较重时应少食冷饮。

正在发汗的病人

正在发汗的病人不论患什么病，因发热正在出汗时，均不宜食用冷饮。因为冷水进入胃中，可使体表小血管收缩，汗腺闭合，使发汗中止，对散热十分不利。体质虚寒的慢性病人脾胃功能差，常喜温畏寒，食用大量冷饮可导致病情加重。

龋齿患者

龋齿患者遇冷会引起牙痛，并可导致牙齿抗病力下降，易诱发其他牙病，故龋齿患者不宜多食冷饮。

吃得慌，咽得忙，伤了胃口害了肠

虽然我们大家都知道细嚼慢咽有利于健康，但现实生活中还是有很多人吃饭时“狼吞虎咽”。其实，吃饭太快对健康的危害极大，我们一定要养成细嚼慢咽的好习惯。吃饭太快有什么危害呢？

易引发肥胖症

研究发现，吃饭太快会使患肥胖症的危险性增加两倍。如果你吃饭过快，在胃部将停止吃饭的信号形成之前，食物已经塞满了你的胃，从而导致你吃下太多的东西。但用餐时间过长，胆汁会“分期分批”地进入肠内，如果胆汁数量不够，可能不会充分消化脂肪，容易堆积脂肪，导致肥胖。所以说，过快或过慢进餐都可能导致肥胖。

易形成消化系统癌变

吃饭太快还容易造成消化系统的损伤，并可能增加癌症的发病率。一方面粗硬的食物容易刮去上消化道黏膜表面所覆盖的黏液，擦破食道黏膜，形成疤痕；另一方面，上消化道的黏膜及其表面的黏液是器官的保护层，保护层遭到破坏后，食物中所含有的各种致癌物质容易侵害消化道而发生癌变。

快速吃进滚烫的汤、粥、羹、茶之类的饮食，会灼伤食道黏膜并使之坏死，长此以往，可使该部位癌变。食管癌流行病学调查表明，喜欢吃烫食的人易患食管癌。

唾液是人体特有的抗癌剂。吃饭太快，不能充分发挥唾液的抗癌作用。由于环境污染日益加重、各种各样的食品添加剂以及食物保存不当、烹调不当等，致使我们吃到的食物含有种种致癌物质。如果进餐时细嚼慢咽，口腔内的唾液腺就能分泌大量的唾液与食物充分搅拌，可以拒致癌物质于门外。据科研人员研究，将咀嚼时人体分泌的唾液中加入强致癌物亚硝基化合物、黄曲霉素等，发现唾液对这些有毒有害物质具有明显的解毒作用。

健康小锦囊

专家建议，老年人每口饭菜应咀嚼30次左右才有益健康，因为每顿饭吃半个小时才可以给饱食中枢足够的兴奋时间。医学专家还认为，中老年人癌症发病率较高，与咀嚼能力差有一定关系，而如果每口饭咀嚼30次左右，基本上可以消除食物中的致癌物。

专家建议：每餐细嚼慢咽的时间最好在二三十分钟左右。当然，用餐细嚼慢咽并不是越慢越好，因为消化食物的消化酶有分泌高峰，一般在十几分钟内，在分泌高峰中消化酶的浓度达到最佳的食物消化点，有利于营养元素的分解吸收。

延伸阅读

消化系统疾病的饮食禁忌

消化系统疾病是指发生在口腔、食管、胃、肠、肝、胆、胰腺、腹膜及网膜等脏器的疾病。患有消化系统疾病的患者在生活中尤其要注意日常饮食，有些食物食用不当甚至会加重病情，危及生命。

现举出几种常见的消化系统疾病的饮食禁忌：

◉ 急性胃炎患者，不可食用对胃有刺激的食物，可以酌情禁食或给予流食。

◉ 慢性胃炎患者不能吃过咸、过热和刺激性强的食物，还应避免暴饮暴食；胃酸缺乏患者，可以在饮食中加入醋、柠檬汁等酸性调味品，少吃难消化、易胀气的食物；胃酸过多者应避免进食能刺激胃酸分泌的食物，如浓味香料、酒精、酸味剂等；忌烟酒、浓茶；避免吃坚硬、粗糙、油腻及不易消化的食物；忌狼吞虎咽；忌暴饮暴食。

◉ 胃溃疡及十二指肠溃疡患者，饮食要有规律；不可食用刺激性食物，如辛辣、咖啡、浓茶、汽水、酸性饮料、糯米食品、过多油炸食物等；不可暴饮暴食；戒烟酒。

◉ 肝硬化患者，不能吃高脂肪、高胆固醇、高蛋白食物，不宜吃动物内脏、蛋黄、蚶肉、螃蟹、松花蛋等；限制食盐摄入量；忌食沙丁鱼、青花鱼、秋刀鱼和金枪鱼；忌吃坚硬、粗糙食物；忌酒、滥用药物。

◉ 胆囊炎患者，不可食用动物的脑、肝、肾及蛋黄、鱼籽等，忌饮酒、浓茶、咖啡、辣椒等刺激性强、含粗纤维的食物；应少量多餐；忌食产气和带气味的蔬果、豆类、牛奶等，以免加重腹胀。

◉ 胆结石患者，不可饮食无规律；忌食油炸食品、高脂肪和高胆固醇类食物；忌辣椒、胡椒等；忌吃产气食品如豆类、红薯、芋头、韭菜。忌烟、酒、咖啡。

◉ 慢性阑尾炎患者，少食温热性质的动物肉，如羊、牛、狗肉。葱、姜、蒜、辣椒也不宜多吃。

◉ 结肠炎患者应减少食物摄取量以减少腹泻；不应吃糠麸、坚果、种子和甜玉米之类；少吃生冷瓜果等；也不要吃芹菜、韭菜等粗纤维蔬菜，不要吃有“滑肠”作用的香蕉、红薯、雪梨等。

水果食用不当会致病

人们普遍认为，水果中含有丰富的糖分、维生素和各种营养素，既香甜可口，又有益健康和美容。然而，水果食用不当也会致病。

饭后吃水果不利消化

大多数人都有饭后吃水果的习惯，认为这样有利于清口；不论是宴会的上菜程序，还是大多数人的日常饮食均是如此。营养专家认为，饭后吃水果实际上是一种饮食误区，这种习惯对健康非常不利。饭后吃水果，会使消化功能紊乱，而且易导致体重超重和肥胖现象的发生。

引发消化道疾病。在我们日常吃的食物中，糖和蛋白质、脂肪是主要成分，而这些食物在胃里的滞留时间不同，大致为糖类1小时，蛋白质2—3小时，脂肪5—6小时。当你在餐后马上进食水果时，消化快的水果会受到消化慢的淀粉、蛋白质和脂肪的影响，这些东西要在胃部停留一两个小时或更长时间，并且与消化液产生化学作用，分解后才进入小肠吸收，水果被阻碍前进停滞胃内。水果的主要成分是果糖，在胃内的高温下产生发酵反应，会生成酒精及毒素，出现胀气、便秘等症状，给消化道带来不良影响，引起种种疾病，包括胃灼热、消化不良、肚痛等。

导致非碘性甲状腺肿。水果中还含有类黄酮化合物，如果被阻隔在胃内没能及时地进入小肠消化吸收，水果经胃内的细菌作用转化为二羟苯甲酸，而摄入的蔬菜中含有硫氰酸盐，在这两种化学物质作用下，干扰甲状腺功能，可导致非碘性甲状腺肿。

◎ 引起腹胀、腹泻等。如果正餐我们吃的是一些富含钙质的鱼虾，饭后更应少吃一些水果，尤其是含鞣酸较多的柿子、石榴、葡萄等。鱼虾中的钙会与水果中的鞣酸相结合生成一种坚硬的物质——鞣酸钙。这不仅会降低鱼虾的营养价值，而且还影响消化能力，引起腹胀、腹泻、便秘等不适。

特殊人群吃水果要谨慎

常吃水果有益健康，但特殊人群对吃水果也有需要注意的地方。

过敏体质的人不宜吃菠萝

菠萝气味清香，含有丰富的糖、维生素、粗纤维及矿物质。但有的人吃菠萝会出现过敏现象，出现恶心呕吐、腹痛腹泻、口唇发麻、皮肤发痒等症状。原来，菠萝中含有生物甙和菠萝蛋白酶，生物甙会刺激口腔黏膜引起口唇发麻，菠萝蛋白酶会引起恶心呕吐，有过敏体质的人容易出现这种现象。预防方法是将削过皮的菠萝切成小块放入淡盐水中浸泡十分钟或加热，破坏菠萝蛋白酶后再吃就安全了。

产后体弱者不宜食用柿子

柿子香甜滋润，糖类和维生素 C 的含量很高。但柿子性寒，产后和体弱的人不宜食用。柿子中含有较多的单宁物质，具有收敛性，进食过多会引起口涩舌麻，并使消化液分泌减少，引起大便干燥。

柿子中还含有柿胶酚和鞣质。如果一次空腹食用较多，会在胃酸的作用下凝结成硬块，发生胃柿石症。得了胃柿石症，会有上腹痛、饱胀、反酸、呕吐、不思饮食等一系列症状，并可并发高位肠梗阻。所以，柿子虽好吃，却不能多吃，一次只可吃 1—2 个，不要空腹吃柿子，不要吃柿子皮，不要吃没有成熟的柿子。

脾胃虚弱者少吃大枣、桃子等水果

大枣肉厚味甜，自古就被列为“五果”之一，有补脾健胃、润肺安神的功效。但多食会生痰助热，并会损害牙齿。香蕉，软糯清香，有润肠通便、清热解毒的功效，但其性寒，脾胃虚弱和腹泻者应少食。还有桃子，多食生热，易生痈疮。李子，多食生痰。酸梅，多食伤齿。西瓜是盛夏佳品，有去暑除热、利尿解渴的功效，一次吃得过多也会损伤脾胃。

多吃水果有益健康，这句话是针对普通人群而言的。患了病的人吃水果就有稍微严格的讲究了。尤其是探视患病的朋友时，如果您送错了水果，很有可能使病人的病情加重。

> **健康小锦囊**
>
> 营养学家建议，从水果本身的成分和身体消化吸收的特性分析，建议成年人最好在每顿饭前吃水果（柿子等不宜在饭前吃的水果除外）。儿童正处于长身体时期，部分妇女属于中医讲的“脾胃虚寒”体质，不宜或不适应饭前吃水果。这部分人群可两顿饭之间加食一次水果，而不要在饭后立即吃水果。

哮喘患者忌食芒果。虽然芒果是少数富含蛋白质的水果之一，但多吃易饱，不宜多食。特别是未熟的芒果可能导致过敏，哮喘患者应禁食。芒果性质湿毒，皮肤病或肿瘤患者应避免进食。湿疹、流脓、妇科病、水肿、脚气患者进食芒果还会加重病情。

有些病人应忌食香蕉。香蕉营养价值高，但是并非人人适宜吃。

◉ 患有急慢性肾炎、肾功能不全者，不适合多吃。建议这些病人如果每天吃香蕉的话，以半根为限。此外，香蕉糖分高，一根香蕉约含120卡路里，患糖尿病者也应注意食用量。香蕉中含有大量的钾、镁元素，肾炎病人因为肾脏的排滤功能差，吃香蕉会使血液中的钙、钾、镁比例失调，尤其是钾会加重肾病，同时香蕉中的镁元素对神经和心血管系统也会产生抑制作用。

关节炎、糖尿病患者也不宜多吃香蕉。因香蕉含糖高，又会使血液循环减慢，代谢物堆积，故有可能加重病情。

胃肠功能弱者也不宜多吃。在日常生活中，很多人都认为吃香蕉能够起到润肠通便的作用，所以有些便秘的人会经常吃香蕉。然而，香蕉对于有的人不但不能解决便秘，反而会造成大便秘结。香蕉属于热带、亚热带水果，为了便于保存和运输，采摘香蕉的时候，没有等它成熟，而是在香蕉皮青绿的时候就摘下入库。我们在北方吃到的香蕉，很多都是经过催熟后才成熟的。不是自然成熟的香蕉中含有一定量的鞣酸，即使后来被催熟了，涩味虽然已消失，但鞣酸的成分仍然存在。鞣酸具有非常强的收敛作用，若一次吃较多未成熟的香蕉，非但不能通便，反而会造成便秘，尤其是对于胃肠道功能较弱的老人和孩子的影响较大。

腹泻患者忌食梨。尽管冬季吃水果首选甘蔗和梨，患了腹泻还是不宜吃梨的，因为梨中富含果胶，中医认为梨性寒，极易加重腹泻。

胃病患者忌食用柠檬、杨梅、李子等酸度较大的水果。不言而喻，这些水果会刺激胃酸的产生，加重胃病。

延伸阅读

空腹不宜吃的食物

有些人在饥饿的时候，会随意把能吃的东西拿来充饥，殊不知有的食物空腹吃，很容易影响身体健康。下面列举的食物，建议大家尽量不要在空腹时吃，以避免不必要的伤害。

蔬菜水果类食物

柿子、西红柿。含有较多的果胶、单宁酸，上述物质与胃酸发生化学反应生成难以溶解的凝胶块，形成胃结石。空腹吃柿子，大量的柿胶酚和红鞣质收敛剂与胃酸凝结成硬块，形成“柿石”。容易引起恶心、呕吐、胃溃疡，甚至胃穿孔等。而柿子在饭后吃就不易形成“柿石”。

◉ **香蕉**。香蕉中有较多的镁元素，镁是影响心脏功能的敏感元素，对心血管产生抑制作用。空腹吃香蕉会使人体中的镁骤然升高而破坏人体血液中的镁钙平衡，对心血管产生抑制作用，不利于身体健康。

◉ **山楂、橘子**。含有大量的有机酸、果酸、山楂酸、枸橼酸等，空腹食用，会使胃酸猛增，对胃黏膜造成不良刺激，使胃发胀满、泛酸，若在空腹时食用会增强饥饿感并加重原有的胃痛。

◉ **甘蔗和鲜荔枝**。空腹时吃甘蔗或鲜荔枝切勿过量，否则会因体内突然渗入过量高糖分而发生“高渗性昏迷”。

◉ **黑枣**。黑枣含有大量果胶和鞣酸，这些成分与胃酸结合，同样会在胃内结成硬块。

◉ **菠萝**。富含强酵素的菠萝，空腹吃会伤胃，其营养成分，最好在吃完饭后食用，才能更好地被吸收。

◉ **白薯**。白薯中含有单宁和胶质，如果空腹吃，会刺激胃壁分泌更多胃酸，引起烧心等不适感。

蛋白质含量高的食物

◉ **牛奶、豆浆**。这两种食物中含有大量的蛋白质，空腹饮用，蛋白质将“被迫”转化为热能消耗掉，起不到营养滋补作用。最好的饮用方式是与含面粉的食品同食，或餐后两小时再喝，或睡前喝均可，既有滋补保健、促进消化作用，又有排气通便作用。

刺激性的食物

◉ **醋**。醋有一定的保健作用，但空腹不要吃醋，以免胃酸过多而伤胃。

◉ **冷饮**。空腹时过多食用冷冻食品，会刺激胃肠发生挛缩，久之将使各种酶促化学反应失调，诱发肠胃疾病，也会导致内脏器官功能受到损伤。在女性月经期间空腹食用冷饮还会使月经发生紊乱。

酒。空腹饮酒容易刺激胃黏膜，引起胃炎和胃溃疡等多种病变。人体会很容易出现低血糖，进而头晕、出冷汗、心悸，严重者导致低血糖昏迷甚至死亡。

大蒜。大蒜含有辛辣的蒜素，空腹吃蒜，会对胃黏膜、肠壁造成刺激，引起胃痉挛，影响胃肠消化功能。

饮料类食物

茶。空腹饮茶会稀释胃液，降低消化功能，还会引起“茶醉”，表现为心慌、头晕、四肢无力、胃肠不适、腹中饥饿等。

高糖食品

糖。糖是一种极易消化吸收的食品，空腹吃糖太多会使血液中的血糖突然增高，人体短时间内不能分泌足够的胰岛素来维持血糖的正常值，使血液中的血糖骤然升高容易导致眼疾。而且糖属酸性食品，空腹吃糖还会破坏机体内的酸碱平衡和各种微生物的平衡，对健康不利，如白糖、红糖、点心等。

其他

酸奶。空腹饮用酸奶，会使酸奶的保健作用减弱，而饭后两小时饮用，或睡前喝，既有滋补保健、促进消化作用，又有排气通便作用。

吃西瓜的禁忌

清甜汁多的西瓜是人们在炎热夏季必吃的水果，每天吃上几口西瓜可消暑解渴。相传西瓜在五代时期由西方传入我国，因而取名西瓜，它的性质颇为寒凉，所以民间又叫寒瓜。西瓜含有多种维生素，例如维生素 A、B、C，蛋白质、多种矿物质，其果汁中谷氨酸、精氨酸、果糖、苹果酸含量极为丰富，含水量高达 96.6%，在所有瓜果中名列第一，有“夏季瓜果之王”的美誉。

哪些病人不宜吃西瓜

西瓜不是每个人都可以吃的，有一些病人，或是在某些情况下，最好不要吃西瓜。

口腔溃疡病人。西瓜虽含有丰富的维生素，但西瓜有利尿作用，口腔溃疡者若多吃西瓜，会使体内所需正常水分通过西瓜的利尿作用多排出一些，加重阴虚和内热。且西瓜含糖量较高，容易延长溃疡面的愈合时间。

产妇。产妇的体质比较虚弱，尤其胃肠粘膜对冷刺激尤为敏感，过冷的食品会引起胃肠痉挛，出现恶心、呕吐、腹痛、腹泻等症状，甚至会影响子宫收缩，这是产妇应该特别注意的，不要吃冰冷的西瓜。

感冒初期。感冒初期患者不宜多吃西瓜，传统中医认为西瓜有清里热的作用，所以这个时候吃西瓜会使感冒病情加重或病程延长。但当感冒加重，出现高热、口渴、咽痛、尿黄赤等症状时，适当吃些西瓜，有助于病人痊愈。

◎ 肾功能不全者。肾功能不全的人不能吃过多的西瓜。由于肾功能不全者肾脏的调节作用小于正常人，如果吃大量的西瓜容易使体内水分增多，水分不能及时排出体外，则对人体产生危害，很可能诱发其他疾病的产生。故而肾功能不全患者以少吃或不吃西瓜为好。

◎ 糖尿病人。西瓜中含糖类5%，主要是蔗糖、葡萄糖和部分果糖，糖尿病人在短时间内吃太多西瓜，不但血糖会升高，病情较重的还可能因出现代谢紊乱而致酸中毒，甚至危及生命。糖尿病人每天摄入的碳水化合物的量是需要严格控制的，因此如果一天中多次吃了西瓜，那么应相应地减少吃饭和面制品的数量，以保持碳水化合物的平衡，以免加重病情。

> ◎ **健康小锦囊**
>
> 西瓜富含维生素A、维生素B1、维生素B2、维生素C以及葡萄糖、蔗糖、果糖、苹果酸、谷氨酸和精氨酸等，有清热解暑、利小便、降血压的功效，对高热口渴、暑热多汗、肾炎尿少、高血压等有一定的辅助疗效。

科学的吃西瓜方法

西瓜是盛夏人们最喜爱的食物，但是吃西瓜也要讲究科学的方法。

◎ 不吃冰西瓜。大热天吃冰西瓜的解暑效果很好，但由于对胃的刺激很大，容易引起脾胃损伤，所以应注意把握好西瓜的温度和数量。专家建议把西瓜放在冰箱冷藏室的最下层，这里的温度大约是8℃—10℃，这个温度口味也最好，每次吃的量不要超过500克，且要慢慢地吃。对于有龋齿和遇冷后会感到酸、痛的过敏者，以及胃肠功能不佳者就不宜吃冰西瓜。

◎ 吃西瓜要适量。西瓜属于寒性食物，任何人吃多了都会损伤脾胃，导致食欲不振、消化不良及胃肠抵抗力下降，引起腹胀、腹泻。

◎ 吃西瓜要适时。餐前餐后不宜吃西瓜。西瓜中94%是水分，大量的水分会冲淡胃中的消化液，在饭前及饭后吃都会影响食物的消化吸收，而且饭前吃大量西瓜又会占据胃的容积，使就餐中摄入的多种营养素大打折扣。而对于想通过节食减肥的人来说，在两餐之间吃点西瓜不失为一种减少食物摄入的好方法。

延伸阅读

糖尿病患者不宜吃的食物种类

随着我国经济的迅猛发展，糖尿病患者的数量也呈现飞速增长的势头，中国已成为仅次于印度的世界第二糖尿病大国。

在物质生活空前发达的今天，以不合理饮食为基础的不良生活方式对人类的健康产生了巨大的影响。据调查发现，60%的糖尿病患者有错误的饮食方式与饮食习惯。究竟糖尿病患者应该怎么吃呢？

糖尿病饮食的“三低三不”原则：

◎ **低糖饮食**。不吃纯糖类——白糖、红糖、冰糖、麦芽糖、蜂蜜、葡萄糖及其制品类甜食。所有这些均属于单糖、双糖类食物，食用后会使糖尿病人的血糖急速升高。另外，还有吃起来并不太甜但却常能引起餐后血糖明显升高的食品，如炸土豆、毛芋头、山芋（红薯、地瓜）、藕等，这些可食用的土层下块根类食物应予注意，但洋葱例外。

◎ **低盐饮食**。做菜应少放盐，一般每天摄入量不超过6克，不吃腌制的菜食。吃得过咸不但可引起血容量增加而致血压升高，加重肾脏、眼底及心脏负担，促使或加重血管并发症，而且还能激活和促进小肠内葡萄糖分解酶的活性，使糖的吸收加快，导致餐后血糖上升。

◎ **低脂饮食**。少用油脂类。不吃油腻的食物，特别是含有动物油脂类多的食物，如油炸食品、动物油脂制做的食物等，因为这些食品含有大量饱和脂肪酸，它能使你的血脂、血黏度升高，促使或加重动脉硬化；而且由于脂肪所产生的热量是糖、蛋白质的1倍多，一是可直接引起肥胖，二是产生和加重胰岛素抵抗，间接地影响血糖。

◎ **不吃辛辣刺激性食物**。尽量不吃辛辣刺激性食物。如较辣的辣椒、胡椒、芥末、花椒等，这些食物可致糖尿病患者的症状加重，又可助热生火，对糖尿病康复不利。

◎ **不吸烟**。不吸烟，这一点是绝对正确的。吸烟会破坏你的血管，加重或引起胰岛素抵抗，危害神经系统功能及能力，降低免疫力和影响呼吸系统功能。

◎ 不喝酒。尽量不喝酒，戒酒是相对的。一般来说，糖尿病患者是不适合饮酒的，尤其是过量饮酒。这是因为，所有的酒都含有一定量的酒精，而酒精在体内要由肝脏来解毒。糖尿病患者由于糖代谢紊乱，不能像正常人那样在肝脏内贮存葡萄糖，所以肝脏解毒能力较差。

糖尿病患者的饮食误区：

◎ **误区一：只控制主食，不控制总热量**。有的患者只控制主食，不控制副食，每天摄取大量的肉食和水果，结果病情控制就很差。正确的观念应是控制每日摄入总热量的平衡。肉类食品和烹调油摄入过多，会造成总热量过高。因此，宜多吃蔬菜和粗粮，尤其是粗粮中含有丰富的植物纤维，能刺激胰岛细胞、促进胰岛素合成。

◎ **误区二：水果蔬菜差不多，可以随便吃**。水果含糖比蔬菜高，血糖控制稳定的病人要在两餐之间吃。水果中含有很多微量元素，如铬、锰等，对提高体内胰岛素的活性有一定帮助。在血糖得到控制的情况下，适当进食各种水果对人体是大有裨益的。

◎ **误区三：先吃干饭，再喝汤**。中国人习惯先吃干饭，然后喝汤。这种进餐顺序对正常人无妨，但对Ⅱ型糖尿病患者而言，由于其多表现为餐后高血糖，且饥饿感明显，用“先干后稀”的吃法，不但会使血糖明显升高，且饥饿感缓解不明显。如果采取“先稀后干”的吃法，先有稀汤垫底，再吃干饭，不但可减轻饥饿感，而且餐后血糖升高速度也会减缓。

◎ **误区四：只吃素不吃荤**。动物性食物中优质蛋白较多，含有的营养素人体较易吸收。当然多吃荤少吃素也不科学。吃荤多必然会造成蛋白质太高，动物脂肪摄入增加。肉类食品和脂肪摄入过多正是西式饮食的通病。因此，平衡膳食才是最合理的饮食结构。

◎ **误区五：为了减少排尿，口渴不敢饮水**。其实多尿并非体内水分多，而是血糖高所致。避免多饮多尿的关键是控制高血糖。少饮水血液浓，易出现高渗，糖尿病人的食物禁忌中唯有水是不限的，应鼓励多饮水。

◎ **误区六：无糖食品可随便吃**。无糖食品虽然不含单糖或蔗糖，但仍和其他食品一样含有碳水化合物，必须在一日总摄入热量中合理安排份额，不能随便吃。

◎ **误区七：主食摄入越少越好**。在控制总热量的前提下，应放宽主食量。主食为最廉价、最直接的热量供应源。主食摄入过少，机体会分解蛋白质、脂肪产热，进一步造成三大营养素代谢紊乱，甚至产生酮症酸中毒。

肉类的饮食误区

生活水平的提高，人们对饮食的要求也发生了变化，早期人们只追求吃饱、追求饮食的营养，而现在的人们热衷于翻新花样、讲究情趣。南方人试着吃北方菜，北方人吃南方生猛海鲜，吃日本、泰国、马来西亚、欧洲菜等。但是当饮食在国际、国内间交流的时候，仍需注意某些疾病的问题，特别是生吃肉类带来的一些安全隐患。

误区一：吃半生的涮羊肉

过去涮羊肉只在北方风行，目前南方各地也相当普遍。吃半生不熟的羊肉会引发旋毛虫病，病人出现发热、肌肉痛的症状。据报道，河南郑州市已发生多起由吃涮羊肉造成的集体患旋毛虫病的事例，值得重视。所以，涮羊肉应少吃，特别是不要吃半生的羊肉，应坚持烫熟了才吃。

误区二：吃生鱼片

生鱼片也叫“刺身”。目前饭店都流行吃生鱼片，由于此吃法来源于日本，在叫法上许多地方都沿用日本的“刺身”一词，其实就是将未加工的海鱼鱼片蘸上鲜酱油和芥末后进食。在日本，用于“刺身”的鱼类有金枪鱼、三文鱼、鲷鱼以及一些我国罕见的鱼种。此吃法传至我国后，采用淡水鱼做生鱼片，如鲈鱼、乌鱼等，因此过去少见的颚口线虫病也日益多起来。该虫由于生长于淡水鱼的肌肉中，鱼片生吃后，随肉进入腹中，虫在肠道中钻入血管，顺流而下，可达皮肤，对人体的危害极大。

误区三：生吃蛇胆

经常会在电影中看到这样一个镜头：捕捉到蛇的人，会在蛇活着的时候，取出蛇胆，然后生食，据说是大补。现在我国南方的一些地方许多人也生吃蛇胆。到底生吃蛇胆是否真的滋补身体呢？其实，正好相反，生吃蛇胆可引起肾功能衰竭，此外，新近发现鞭节舌虫病也与生吃蛇胆有关。

误区四：吃生蛙肉

中国有14种蛙类都可感染裂头蚴绦虫，其幼虫藏于蛙的肌肉中，尤其是在腿部肌肉中较多。若蛙肉用火锅吃法，半生不熟的机会很多，裂头蚴绦虫的幼虫就可进入人的躯干、脊索、脑部，造成神经系统的病变，危害极大。

健康小锦囊

在购买肉类熟食时，也应注意卫生与饮食安全。购买熟肉时要三看：一看销售环境。销售场所应整洁卫生，证照齐全，配有温度适宜的冷柜。二看食品标签。专业企业生产的产品应有符合规定的标签，并严格执行当日生产加工、当日销售的原则。三看价格是否合理。如果商品价格比同类商品低廉很多，往往难以保证其产品质量。

误区五：常喝肉汤会引发痛风

近年来流行病学调查显示，痛风发病率呈直线上升趋势，且南方比北方更为明显，这种差异体现了痛风发病与经济发展状况、日常生活水平与人们饮食结构之间的相关性。沿海地区不少人长年喜欢喝鲜美的浓肉汤，而这类肉汤中嘌呤含量极高。日积月累，患上痛风也就不足为奇了。

但是并不是说浓肉汤就再也不能喝了，这要视情况而定。医师建议，已经患上痛风且处于急性发作期，例如关节的红、肿、热、痛及有高尿酸血症、肾脏疾患等人最好不喝；有痛风家族遗传史、肥胖、高血糖者则要少喝为妙。

延伸阅读

痛风不能吃哪些食物

痛风是指人体内有一种叫作嘌呤的物质的新陈代谢发生了紊乱，尿酸的合成增加或排出减少，造成高尿酸血症，当血尿酸浓度过高时，尿酸即以钠盐的形式沉积在关节、软组织、软骨和肾脏中，引起组织的异物炎性反应。

痛风在我国已成为仅次于糖尿病的代谢性疾病，它严重危害着人们的生命健康，据对痛风病人死因的统计资料显示：病人多因引发心脑血管病和肾功能衰竭、尿毒症而死亡。

对于痛风患者来说，饮食上有很多禁忌，因为有些食物会让痛风症状加重。所以了解痛风不能吃哪些食物，平时生活中多加注意非常重要。

高嘌呤的食物

少吃动物内脏以及豆类和豆制品，因其代谢产物嘌呤碱通过肾脏排泄，加重肾脏负担。不吃以下食物：动物内脏包括肝、肠、肾、脑，海产（鲍鱼、蟹、龙虾、三文鱼、沙丁鱼、鲤鱼、鲈鱼、鳟鱼、鳕鱼）、贝壳食物、肉类（牛、兔、鸭、鹅、鸽、火腿）、黄豆及其制品、扁豆、菠菜、菜花、芦笋、蘑菇、浓汤。

少吃菠菜、竹笋、苋菜，它们草酸盐含量较多，排泄通过肾脏，加重肾脏负担。患者可多吃些糖粥、藕粉、水果、海参、黑木耳、胡桃、莲子等。在恢复期，吃些山药、红枣、桂圆、甲鱼、鸭等，有利于早日康复。

中医食疗认为羊乳、冬瓜、西瓜、鲤鱼等具有消肿利尿作用，可多食用。

高胆固醇的食物

肥肉、鱿鱼、章鱼、墨鱼。

酒

一旦血中酒精浓度高达200mg/dl，血中乳酸会随着乙醇的氧化过程而增加，使肾脏的尿酸排泄受阻，结果使血中尿酸增加。包括白酒、啤酒。

酸性食物

咖啡、煎炸食物、高脂食物。酸碱不平衡，会影响身体机能，加重肝肾负担。

限制脂肪的摄入

每天只能吃40—50克的脂肪，烹调时尽量不要用油炸、油煎、油爆的方法，多采用一些蒸、煮、炖、煲等用油少的烹调方法，煮、炖后的汤最好丢弃不饮。

限制钠盐

痛风容易出现高血压、高血脂和肾病，钠盐要限制，每天摄入量2—5克。

限制刺激性食物

一些具有强烈香味的香料和调味品，如香精、芥末、胡椒粉等不宜食用。浓茶少喝为好。

海鲜应该怎么吃

味道鲜美，营养丰富的海鲜，是广大消费者最为喜爱的美味佳肴之一。无论是过年过节还是平时的宴请，海鲜都是人们的必点菜肴。海鲜的营养价值高，含有丰富的维生素A、维生素D、蛋白质等，并且脂肪含量低，适合老年人及心血管疾病患者食用。但是吃海鲜也会“让你欢喜让你忧”，在细节上稍有不慎，轻则肠胃不适、腹泻、腹痛，重则会导致中毒，危及生命。

由于海鲜食物本身的性味，并不是人人都适合食用海鲜产品。哪些人不适合吃海鲜?

孕妇和哺乳期妇女不宜吃海鲜

由于近年来海洋垃圾越来越多，海鲜受到不同程度的污染，特别是体内含有过量的矿物质元素，如汞。孕妇和哺乳期妇女经常吃含汞的海鲜类食品，会影响胎儿和新生儿的神经系统发育，这一症状直到孩子7岁甚至是14岁以后才开始显现，因此危害极大。专家建议，孕妇和哺乳期妇女应忌吃海鲜或少吃海鲜，如果食用的话每周只能一次，每次摄入量在100克以下，特别是不要吃金枪鱼、剑鱼等含汞量高的海鱼。

痛风、关节炎患者忌吃海鲜

海鲜如海参、海鱼、海带、海菜中嘌呤含量较高，病人吃了以后容易形成较多的尿酸结晶,使患者雪上加霜,加重病情。

甲状腺功能亢进者少食海鲜

碘是人体必须的一种微量元素,人们日常食用的碘盐中加入少量的碘化钾就是为了预防甲状腺疾病。但是碘摄入也不是越多越好,身体摄入过多的碘会造成甲状腺功能亢进也就是人们常说的“甲亢”。而海鲜中就含有大量的碘,因此甲亢患者也应少吃海鲜,以免加重病情。

过敏体质的人应慎食海鲜

海鲜虽然味美,但也是引发许多疾病的诱因,过敏体质的患者一定要小心食用,以免引发疾病。由于海鲜过敏并没有很好的预防方法,少吃为宜。

平日吃冷凉食物容易腹泻和胃肠敏感的人应当少吃海鲜

由于大部分的海鲜属于凉性食物,这一部分人吃海鲜会发生腹痛、腹泻的状况,因此要结合自己的体质,选择符合自身体质的食物。

海鲜的饮食宜忌。对于一些经常吃海鲜的人们来说,怎样合理搭配海鲜与其他食物是一个有必要花费些时间弄清楚的问题。

吃海鲜的同时不宜饮啤酒

不少人喜欢边吃海鲜边喝啤酒,其实这是一种不良的饮食习惯,喝大量的啤酒同时吃海鲜会产生过多的尿酸从而引发痛风。其原因是,大多数海鲜食物如虾、牡蛎、蛤、蚧、蛏等都会使身体产生尿酸,而啤酒会妨碍尿酸从体内排出。尿酸是人体代谢产生的废物,如不能及时排出体外而沉积于关节或软组织内,就会使关节或软组织出现红肿、发热、疼痛等症。尿酸沉积时间过长,还会使关节遭到破坏,使其正常运动功能受到限制,从而给人的行动和工作带来不便。因此,人们在喝啤酒时少用海鲜作下酒菜为好。

海鲜不宜与富含鞣酸的水果同吃

鱼、虾等海鲜中含有丰富的蛋白质和钙等营养物质,如果与含有较多鞣酸的水果同吃，会降低蛋白质的营养价值，而且还容易使海鲜中的钙质与鞣酸结合，形成结石。含鞣酸较多的水果有柿子、葡萄、石榴、山楂、青果等。

吃海鲜也不宜喝茶

吃完海鲜不宜喝茶的原因与不宜吃水果的原因类似。因为茶叶中也含有鞣酸，同样能与海鲜中的钙形成难溶的钙。在食用海鲜前或后喝茶，都会增加钙与鞣酸相结合的机会。因此，在吃海鲜时最好别喝茶，如果要喝最好间隔2小时以上。

与维生素C同服有剧毒

海鲜中特别是海鱼，头部富含一种矿物质砷，在大量维生素C的作用下会转化成有毒的3价砷状态，其毒性相当于砒霜，因此应避免在吃海鱼前后2小时内服用维生素C药丸。

生吃海鲜应先冷冻杀菌

目前，很多地方都流行生吃海鲜，如生吃牡蛎等贝类，还有的喜欢吃“醉虾”“醉蟹”等，就是将虾和蟹用白酒和盐腌制而成，其实吃用酒醉过的海鲜也等于生食。大多数海鲜中都含有致病性很强的细菌及寄生虫，生吃海鲜具有潜在的致命危险。因此，专家强调，如果非要生吃海鲜，一定要注意卫生，建议食用前最好先将海鲜放在摄氏4度环境下冷冻1—2小时，然后在淡盐水中浸泡，以达到杀菌目的。

总之，在满足口腹之欲的同时，我们一定要注意海鲜的饮食宜忌，以免误入“禁区”，给身体带来不必要的麻烦。

◎ 健康小锦囊

中老年人尤其是女性应多吃海鲜，最好是保证每周2—3次，每次100克。海鱼中的不饱和脂肪酸能使血液中的低密度胆固醇减少，同时还能抵抗血液凝固，从而减少老年人患冠心病、高血压和中风的几率。

生姜治百病，但也不能乱吃

在民间流传着“生姜治百病”之说。姜中含有姜醇、姜烯、水芹烯、柠檬醛等油性的挥发油，还有姜辣素、树脂、淀粉和纤维等。所以，姜在炎热时节有兴奋提神、排汗降温等作用，可缓解疲劳乏力、厌食失眠、腹胀腹痛等症。

生姜具有抗氧化和防衰老的功能。其所含挥发油能使血液循环加快，全身温暖，神经兴奋。生姜还有健胃、增进食欲的作用，气候炎热的时候，唾液、胃液的分泌量都会减少，因而影响人的食欲，如果在吃饭时吃上几片生姜，可以使饭量大增。姜的吃法有很多，可以喝姜汤，吃姜粥。炒菜热油时放点儿姜丝，炖肉煎鱼时放姜片，制作水饺馅时加点姜末，不仅使味道鲜美，又有助于开胃健脾，帮助消化，促进胃肠对营养物质的吸收等。

不过，姜既然有药理作用，就应该注意它的一些用法和禁忌，以下几个问题是人们应该注意的：

- 不要削皮。有些人习惯吃姜削皮，这样做不能发挥姜的营养功效。正确的方法是鲜姜洗干净后即切丝分片。

- 患有以下疾病的人不宜吃生姜。阴虚火旺、目赤内热者，或患有痈肿疮疖、肺炎、肺脓肿、肺结核、胃溃疡、胆囊炎、肾盂肾炎、糖尿病、痔疮者，都不宜长期食用生姜。

只用于治疗风寒感冒。从治病的角度看，生姜红糖水只适用于风寒感冒或淋雨后有胃寒、发热的患者，不能用于暑热感冒或风热感冒患者，也不能用于治疗中暑。服用鲜姜汁可治因受寒引起的呕吐，对其他类型的呕吐则不适用。

健康小锦囊

姜可治晕车晕船，将生姜一片贴于肚脐，外贴一张伤湿止痛膏，有明显的缓解作用。姜也是传统的治疗恶心、呕吐的中药，有“呕家圣药”之誉。

不吃腐烂的生姜。腐烂的生姜会产生一种毒性很强的物质，可使肝细胞变性坏死，诱发肝癌、食道癌等。那种“烂姜不烂味”的说法是不科学的。

吃生姜并非多多益善。夏季天气炎热，人们容易口干、烦渴、咽痛、汗多，生姜性辛温，属热性食物，根据“热者寒之”原则，不宜多吃。在做菜或做汤的时候放几片生姜即可。儿童食用过多，成年后就容易患高血压、冠心病、胃癌等疾病。

延伸阅读

葱蒜的营养价值

葱是厨房里的必备之物，北方以大葱为主，南方多以小葱为主。它不仅可作调味之品，而且能防治疾病，可谓是佳蔬良药。大葱多用于煎炒烹炸；小葱，又叫香葱，一般都是生食或拌凉菜用。

葱中含有丰富的维生素C，有舒张血管，促进血液循环的作用。经常吃葱的人，即使脂多体胖，但胆固醇并不增高，而且体质强壮。葱含有微量元素硒，并可降低胃液内的亚硝酸盐含量，对预防胃癌及多种癌症有一定作用。葱含有具刺激性气味的挥发油和辣素，能去除腥膻等油腻厚味菜肴中的异味，产生特殊香气，并有较强的杀菌作用，可以刺激消化液的分泌，增进食欲。

葱还可以起到发汗、祛痰、利尿作用，是治疗感冒的中药之一。

大蒜是烹饪中不可缺少的调味品，南北风味的菜肴都离不开大蒜。中国人食用大蒜的年代较晚，大约是汉朝张骞出使西域后才引进的。大蒜既能调味，又能防病健身，常被人们称誉为“天然抗生素”。

大蒜中含有一种叫“硫化丙烯”的辣素，其杀菌能力可达到青霉素的1/10，对病原菌和寄生虫都有良好的杀灭作用，可以起到预防流感、防止伤口感染、治疗感染性疾病和驱虫的作用。大蒜具有明显的降血脂及预防冠心病和动脉硬化的作用，并可防止血栓的形成。

大蒜还能保护肝脏，诱导肝细胞脱毒酶的活性，可以阻断亚硝胺致癌物质的合成，从而预防癌症的发生。

近年来由于人们的膳食结构不够合理，人体中硒的摄入减少，使得胰岛素合成下降。而大蒜中含硒较多，对人体中胰岛素的合成起到一定的作用。所以糖尿病患者多食大蒜有助减轻病情。常食大蒜能延缓衰老。它的抗氧化活性优于人参。经常接触铅或有铅中毒倾向的人食用大蒜，能有效地预防铅中毒。

莫让调味品调走你的健康

不要小看油盐酱醋这些调味料，正是它们每天都使你的食物味道鲜美，但要让这些调味品成为你健康的帮手而非隐患，却需要我们了解它们的饮食宜忌。

食盐

盐在食物烹调中的作用是十分重要的，人们常将食盐的咸味称为“百味之王”，“一盐调百味”。

◎ 作用：增加鲜味、解除油腻、杀菌防腐。盐的主要成分是氯化钠，人们每天都必须摄入一定的盐来保持新陈代谢，调整体液和细胞之间的酸碱平衡，促进人体生长发育。另外，含碘的食盐还可以防治甲状腺肿大。常用淡盐水漱口，不仅对喉咙疼痛、牙龈肿痛等口腔疾病有治疗和预防作用，还能预防感冒。用盐水洗涤涂搽可以治疗急性局限性皮炎引发的瘙痒症状。坚持每天用淡盐水洗眼，对治疗沙眼能收到很好的效果。用盐水洗发，可以减少头发脱落。清晨起床后喝一杯盐开水，可治便秘。

◎ 禁忌：摄入食盐过多，会使体内氧化钠浓度过高，而钠离子的增高会抑制呼吸道细胞的免疫能力，很容易引起感冒。食盐还抑制降压药、利尿药、肾上腺素等药物的疗效，服用这些药物时也应该尽量减少摄入量。

酱油

酱油是一种独具亚洲特色的烹饪调味料。除了华人之外，日本、东南亚各国亦普遍使用，近十年美国及欧洲也占相当的消费比例。

◎ 作用：以咸味为主，兼具鲜香。酱油的最大功效是菜肴润色、生鲜、增味、添香，并能补充养分。酱油中的氨基酸是人体的主要营养物质，尤其是一些人体不能合成的氨基酸，必须通过酱油摄取。另外，身体某部位烫伤时，可用酱油敷涂，能止痛解火毒；手指肿痛，将酱油与蜂蜜加温后，手指浸入其中，能消肿止痛。

◎ 禁忌：在烹饪绿色蔬菜时不必放酱油，酱油会使这些蔬菜的色泽变得黑褐暗淡，并失去了蔬菜原有的清香。有的酱油不能直接食用，否则很容易发生食物中毒，因为生酱油中有一种嗜盐菌，可以在高浓度含盐食物中生存。而酱油含盐量为15%—20%，嗜盐菌可以在酱油中长时间生存。人吃了含有嗜盐菌的食物，会出现腹痛、恶心、呕吐、腹泻等症状，严重者会脱水、休克，甚至死亡。优降宁、闷可乐等治疗心血管疾病及胃肠道疾病的药物，不可与酱油同食，否则会引起恶心、呕吐等副作用。在使用酱油的过程中，最好是在菜肴将出锅前加入，避免高温将食物营养价值破坏。

食醋

味道酸，多用米或高粱等发酵制成。

◎ 作用：主要起增加酸味、香味、鲜味以及和味解腻、去腥除异味的作用。醋能促进新陈代谢，食醋是有效防止动脉硬化、高血压的方法之一。醋还能增进食欲，并促进消化液的分泌，同时具有很强的杀菌力。它能在30分钟内，杀死沙门氏菌、大肠杆菌等多种病菌，多吃醋还能维持肠道酸性，达到去除有害病菌的效果。在室内熬醋熏蒸，对感冒有一定的预防作用；发高烧时，用稀释的醋浸泡手巾后敷在皮肤上，便会降低身体体温；用醋水漱口可治疗轻度的咽喉炎。烫伤时，用醋淋洗，能止痛消肿，防止起泡，也不会留下伤痕。

◎ 禁忌：醋不宜大量饮用，尤其是胃溃疡患者，更要避免喝醋，以免对身体造成伤害。吃羊肉时也不宜食醋，否则会削弱两者的食疗效果，并可产生对人体有害的物质。由于醋为酸性物质，在服用红霉素、磺胺类药物时须忌食。

食糖

一般指用甘蔗或甜菜精制的白砂糖或绵白糖。

◎ 作用：具有使菜肴甜美、提高营养、使成品表面光滑、加热后呈金黄或棕黄色等作用。运动中需要适量地补充糖，可以通过提高血糖水平，增加供给能量，节约肌糖原的损耗，减少蛋白质和脂肪酸供能比例，延缓疲劳发生。砂糖水还可以刺激肠胃，帮助消化。

◎ 禁忌：过量摄入糖会导致龋齿，并引发肥胖、糖尿病、动脉硬化症、心肌梗塞，甚至对乳腺癌等癌症的产生也有诱导作用。糖尿病人、肝炎病人要尽量少摄取。

辣椒

又叫番椒、海椒、辣子、辣角、秦椒等，是一种茄科辣椒属植物。

◎ 作用：辣椒中的辣椒素营养丰富，可增强食欲，被广泛应用在烹调中。辣椒含有多种辣椒和香美兰胺，这些生物碱能刺激口腔黏膜，促进唾液分泌及胃蠕动，有利于食物消化；辣椒中含有较多抗氧化物质，可预防癌症及其他慢性疾病，同时有利于使呼吸道畅通，治疗感冒。长期摄取辣椒，能强化个人抗老化的能力。

> ◎ **健康小锦囊**
>
> 调味品的主要功能是增进菜品质量，满足消费者的感官需要，从而刺激食欲，增进人体健康。因此，适量进食调味品对健康有益。

◎ 禁忌：不可大量摄取，否则会引起神经系统损伤、消化道溃疡，甚至会引起细胞生化反应混乱而演变成肿瘤。同时，患有食道炎、喉咙炎、牙痛、痔疮、肺结核、高血压应少吃为好。

延伸阅读

盐的使用小窍门

◎ 煮带有裂缝的鸡蛋，蛋白会随裂缝流入水中，如果把破蛋放在盐水中煮，蛋白就不会外流。

◎ 蔬菜叶子上常常残留一些小腻虫，洗起来很麻烦。如果把菜先放在盐水里浸泡一下再洗，就会非常干净了。

◎ 杀鸭时，若在烫鸭毛的热水中加一匙盐，可以防止鸭皮被烫破。

◎ 凡苦瓜、萝卜等带有苦味和涩味的蔬菜，切好后加少量盐渍一下，滤去汁后再烧，可减少苦涩味。

◎ 鲜鱼放在盐水里洗一洗，可以除去鱼身上的泥腥气味，使味道更鲜美。不新鲜的鱼，用盐把鱼里外擦一遍，待一小时后再用锅煎，鲜味如常。煎鱼前或炸炒其他食物时，先在锅里放点盐，可使油不溅到锅外。

◎ 做馒头时放点盐，蒸出来的馒头松软，蜂窝多。

◎ 要使食醋久藏不起膜，可在醋中放点盐。

◎ 把豆腐浸在淡盐水中，不会变质。

专家提示：吃，也有讲究

吃要讲究平衡，不能因为喜欢吃高脂肪食物，就不加节制；也不能因为要减肥，就奉行绝对的素食主义，“滴油不沾”。我们要养成良好的饮食习惯，吃出平衡，才能吃出健康。

饮食要多样化

维持身体需要的营养元素是多种多样的，主要有脂肪、蛋白质、碳水化合物、水、食物纤维、维生素及矿物质7种。因此，必须有各种各样的食物才能满足营养平衡的需要。日常膳食中食物的种类虽然是有限的，但在实际生活中人类摄取的谷物、蔬菜、水果与采摘的野生天然植物品种则是无限的。膳食讲究简单、求精，对身体有害无益，特别是对生长发育不利，偏食和食物过精易造成微量元素铁、锌、碘、矿物质元素钙和某些维生素的缺乏以及一些营养素的过剩。因此，除需注意食品色、香、味、形以外，更应提倡食品来源的多样化。

食物冷热要适宜

"食宜暖"，进食过多的生冷食物会损伤脾、胃和肺气，体虚胃寒的人，应少吃生冷食物，特别是在夏天更应该慎重。反之，饮食也不可太热，否则易烫伤胃脘、咽喉。例如，老年人由于唾液分泌减少，口腔黏膜抵抗力下降，故不应该进食过热的食物。进食过烫是引起口腔癌的原因之一。所以，食物的温度应当以接近体温为宜。

饮食讲究清淡

清淡就是指食物的烹调不要过于油腻。油腻的食物不仅不易消化，而且还会提高血液中脂肪和胆固醇的水平，容易引起肥胖。所谓"淡"，就是烹调食物时用的调味品不要过于浓重，有强烈的刺激性。食物太甜会影响食欲；食物太咸、食盐摄入过多，会刺激血压升高，影响心脑血管系统；食物太辣，会刺激胃肠道，引起消化系统紊乱。

进食要适量

人们每天吃的食物最好要定量，不要暴饮暴食。饮食过饱，血液长久地集中在胃肠道，会导致其他脏器相应缺血，处于抑制状态；同时也使胃肠运动功能失常，引起腹胀、腹泻等症状；甚至会因发生急性胃扩张或诱发心肌梗死。所以要少量多餐，每日可安排5餐，每餐的量不宜过多。特别是晚餐要定量,人们经常说“少吃一口,舒服一宿”,晚餐吃的过多,会引起营养过剩,导致脂肪在体内的大量堆积,甚至会诱发糖尿病、胆囊炎、胰腺炎以及动脉粥样硬化等疾病。

饮食不宜过速

饮食不宜过快,要讲究细嚼慢咽,这样才有利于食物营养的吸收。细嚼慢咽的好处在于:其一,可以使食物与唾液充分混合,使食物变得香甜可口,增进食欲。其二,唾液分泌的许多酶可以使食物中的致癌物质消除活性;唾液中含的溶菌酶有杀菌作用,能消除消化系统的感染。唾液中还有一种黏蛋白,入胃后与胃酸发生反应,旋即形成一层蛋白膜,可防治消化性溃疡。其三,细嚼慢咽的口腔运动,可以加强面部肌肉活动,改善局部血液循环,加速肌肉和皮肤的新陈代谢,延缓皮肤老化。其四,细嚼慢咽可使食物与牙龈间的磨擦增加,有利于牙龈的血液循环,健龈固齿。

烹调不当，危害健康

不当的烹调方式会破坏食物的营养、产生毒素、削弱免疫、增加代谢负担、破坏原味、浪费时间、浪费燃料、浪费调料。因此，我们在烹调食物时，一定要注意烹调方法。

了解烹制方法对健康的影响

食物的烹制方法很多，不同的食材，其烹制方法也不一样。我们必须掌握正确的烹制方法，如果方法不当有时还会危害健康。在我国，烹饪主要是以味为核心，其食材的加工方法是否科学、合理，将直接影响食品的营养和人体健康。一般食材的烹调加工包括烹制的加热、调味等环节。只有把握好，才能在享受美味的同时，也获得最佳的营养。

做菜要把握火候

烹制食物时，火候的把握最重要，但是也是最难掌握的，可谓"失之毫厘，差之千里"。火候不够，不仅会影响饭菜的口感，也会破坏食物中的营养成分。火过旺，食用油的氧化分解加快，就容易使油分解，产生含有醛、酮、烃、脂肪酸、醇、芳香族化合物等有害物质，刺激鼻腔和呼吸系统，降低人体的免疫功能，同时，一些有害物质也会留在菜中。经常食用烧得过旺的油炸菜，还容易造成低酸胃或胃溃疡。如果火太旺，像维生素 A、维生素 E 等在高温环境下就会大量流失。有时因为火候过旺，很快食物看似已经熟了，其实往往是外焦内生，吃多了这样半生不熟的食物对身体非常有害。

做菜油温要注重

把油倒入锅内,什么时候放菜呢?油温的掌握对菜肴的色、香、味、形都大有裨益,但日常的炒菜又不可能拿温度计去直接测量锅内的温度,营养专家推荐了两种方法:一是扔一小片葱花到锅里,如果葱花周围冒出大量的泡泡,就说明温度可以炒菜了;如果葱花变色了甚至变焦了,则说明温度过高了。第二种方法是把手放在锅上方 40 厘米左右,如果明显感觉到热,就说明温度适合炒菜了。当然,这种判断油温的方法与锅内的油量也有关系,油放得越多手感觉到的温度也就越高。

调味品添加有讲究

利用天然食物番茄、菠萝的酸、甜味制成的酱汁,取代一般的番茄酱、糖醋汁,可达到减盐、减糖之目的。

◎ 放盐有讲究。日常生活中,许多人都“口重”,吃盐比较多,吃盐过多不仅会造成高血压,还会直接影响人的容貌。食盐以钠离子和氯离子的形式存在于人体血液和体液中,它们在保持人体渗透压、酸碱平衡和水分平衡方面起着非常重要的作用。如果吃盐过多,体内钠离子增加,就会导致面部细胞失水,从而造成皮肤老化,时间长了就会使皱纹增多。早放盐会使蔬菜中的维生素和矿物质过多丢失。

> **◎ 健康小锦囊**
>
> 如果炒菜时盐放得过多,加入适量白糖,就可解咸。菜咸了,放一些醋,或用掺有白酒的水浸泡,也有明显的去咸效果。

◎ 味精添加有窍门。每天饮食中严格限制味精的摄入量,一个正常人每天应以不超过 6 克为宜,摄入过多会令人出现头痛、恶心、心跳加快、心慌等不适症状。同时,更应引起注意的是,酸、碱食品中加入味精都不科学。在高温加热的酸性食物中放入味精,味精中的谷氨酸会因失去水分而变成焦谷氨酸二钠，虽然无毒，却没有一点鲜味了。在碱性食物中，当溶液处于碱性条件下，味精会转变成谷氨酸二钠，是无鲜味的。

◉ 酱油不宜生吃。按人们的理解，酱油当然可以直接食用，但有一点人们没有注意到，由于酱油在生产、贮存、运输、销售的过程中，特别是散装的零销酱油，常因卫生条件不合格而受到污染，甚至会含有导致肠道传染病的致病菌。另外，酱油的消耗量与肝癌直接相关。酱油在发酵的过程中，蛋白质腐败分解，产生大量的胺类物质，在亚硝酸存在的情况下，会合成致癌性的亚硝胺。因此，从预防疾病的角度来说，最好少吃或不吃生酱油。

另外，还有一点要注意，蔬菜炒熟后，放置 1 小时，维生素 C 会损失 10% 左右，放置 2 小时会损失 14% 左右，因此营养专家建议，提倡现做现吃，主要是减少原料特别是蔬菜在放置过程中营养素的氧化损失。

延伸阅读

怎样掌握火候与油温

炒菜之初，掌握火候与油温是两大难点，因此同样的食材、同样的食谱会做出口味完全不同的两盘菜。因此把握好火候与油温这两大技巧是做菜成功与否的基石，怎样才能把握这两个关键技巧呢？

怎样掌握火候

在食物的烹调过程中，火候分为文火、小火、中火、旺火四种。火候有大小，至今一直是以火焰的高低、火的颜色程度以及辐射热的强弱来区别的。

◉ **文火**：火焰细小，时有起落，呈青绿色，光度发暗，热气不大。一般适用于炖、焖、煨、焐等烹调方法。

小火：火焰低而摇晃，光度较暗，呈红色，热气较大。一般用于摊、煎、贴等烹调方法。

中火：火焰低而稳定，火色红亮夺目，热度较高。适用于煮、蒸、烩等烹调方法。

旺火：火焰高而稳定，光度明亮，呈白黄色，煤气呈淡蓝色，热气逼人。一般用于快速烹制，如爆、炒、炸等。

怎样掌握油温

掌握油温必须注意火力大小、原料性质和下料时间及投放量三个方面。具体方法是：

- 旺火下料不宜过多，油温稍低一些；在慢火时，油温要高一点，否则，原料就容易脱浆、脱糊。如果过油时油温过高，可加些冷油或将锅端离火口。
- 投放量大的，下锅时油温应略高一点。
- 还要根据原料老嫩质地和形状大小，灵活掌握油温的高低。

你的烹制方法正确吗

人们读书看报经常会发现“食物营养元素表”之类的文字，其实，这时的食物营养元素含量只是食物在烹饪前的营养元素含量，人们把食物摄入身体以后，最终能吸收多少营养元素，关键在于食物的烹饪。因为大多数的食物经过加工、贮存和烹饪会损失一部分营养成分，因此，不但要认真选择食物，还要科学合理地保存、加工和烹饪食物，以最大限度地保留食物中的营养素。

食品经过烹饪处理后，可以起到杀菌作用，而且还能增进食物的色、香、味，使之味美且容易消化吸收，提高其所含营养素在人体的利用率；但在加工烹饪过程中食品也会发生一系列的物理化学变化，使某些营养素遭到破坏，因此在烹饪过程中要尽量利用其有利因素提高营养，促进消化吸收，另一方面要控制不利因素，尽量减少营养素的损失。我们不妨对照一下下面的方法，看看我们习惯的烹制方法，是否最有利于营养素被人体吸收。

蔬菜的烹调

蔬菜是我国居民膳食中维生素和矿物质的主要来源。浸泡会使蔬菜中的维生素B和维生素C损失，在切菜过程中也可损失部分维生素C。所以洗菜时要用流水冲洗，不可在水中浸泡，要先洗后切，不要切得太碎，吃菜时要连汤一起吃；做汤或焯菜时要等水开了再把菜放入，且不要过分地挤去水分；蔬菜要现做现吃，切忌反复加热。

肉类和鱼类的烹调

清炖或红烧会使鱼类损失大量的营养元素，但可使水溶性维生素和矿物质溶于汤内；蒸或者煮会使糖类和蛋白质部分水解，也可以使水溶性维生素及矿物质溶于水中，因此在食用以上方法烹调的鱼类食物时要连肉带汤一起吃掉。炒肉及其他动物性食物营养素损失较少。油炸可严重损失维生素，但若在食品表面扑面糊，避免与油接触则可以减少维生素的损失。

面食的加工与烹饪

面粉常用的加工方法有烤、烙、炸、蒸、煮等，但制作方法不同，营养素损失的程度也不同。一般烙饼、蒸馒头、包子时，其营养素损失较少；煮饺子、面条等大量的营养素如尼克酸、维生素 B1 和维生素 B2 溶于汤内。所以煮面条、饺子的汤要尽量喝掉；炸制的面食如油饼等可使一些维生素几乎全部被破坏，所以要尽量少吃。

米类的烹调

米类不宜淘洗，因为加工前的淘洗会损失较多营养素，实验表明，大米经过一般淘洗，维生素 B1 的损失率可达 50% 左右，维生素 B2 和尼克酸可损失 23%—25%，洗的次数越多，水温越高，浸泡时间越长，营养素的损失越多。所以淘米时要根据米的清洁程度适当洗，不要用流水冲洗，不要用热水烫，更不要用力搓。

健康小锦囊

蔬菜的清洗消毒，将蔬菜洗干净后，放入沸水里浸泡 30 秒钟的时间。研究表明，这样既有效消灭了致病微生物，又避免了营养成分的破坏。

米类以蒸、煮比较好，吃捞饭丢弃米汤的方法营养素损失最多，除维生素B1、维生素B2和尼克酸会损失过半外，还会失掉部分矿物质。

蛋类的烹饪

蒸、煮和炒营养素损失少，炸鸡蛋维生素损失较多。

掌握正确的食物烹调方法，才能最大限度地保存食物中所含的人体必需的营养元素，才能让身体摄入足够的“动力”元素，使人们有最坚固的健康保障。

延伸阅读

错误的鸡蛋烹饪方法你知道吗

鸡蛋吃法多种多样，煎、炸、蒸、煮，四者看似都合适，但就营养的吸收和消化率来讲，煮鸡蛋是最佳的吃法，但要注意细嚼慢咽，否则会影响吸收和消化。而蒸蛋羹、蛋花汤最适合儿童，因为这两种做法能使蛋白质松解，极易被儿童消化吸收。

● 鸡蛋不可用糖水煮。这种做法会破坏鸡蛋中的营养成分。在长期加热的条件下，鸡蛋中的氨基酸与糖之间会发生化学反应，结果生成一种叫糖基赖氨酸的化合物，破坏了鸡蛋中对人体十分有益的氨基酸成分。所产生的化合物不仅不容易被人体吸收，而且有毒性。因此，煮荷包蛋加糖共煮的做法不可取，会使鸡蛋的营养价值大大降低，甚至给人体带来损害。如需在煮鸡蛋中加糖，应该等稍凉后放入搅拌。

● 茶叶蛋应少吃。茶叶中含有生物酸碱成分，在烧煮时会渗透到鸡蛋里，与鸡蛋中的铁元素结合，这种结合物对胃有很强的刺激性，久而久之，会影响营养物质的消化吸收，不利于人体健康。

● 不吃未煮熟鸡蛋。未煮熟的鸡蛋中含有致命的沙门氏菌及大肠杆菌，会影响人体对蛋白质的消化吸收，甚至引起腹泻、头痛等症状，严重者会危及生命。

◎ **不吃煮老的鸡蛋**。鸡蛋煮得时间过长，蛋黄表面会形成灰绿色硫化亚铁层，很难被人体吸收。蛋白质老化会变硬变韧，也不易吸收。

◎ **鸡蛋不洗不要打**。蛋的外壳浸染了大量细菌，不洗就打蛋做菜，细菌就会随蛋液一起流入锅中。

◎ **煮完鸡蛋不要冷水激**。这样做的确能使蛋壳容易剥掉，但鸡蛋加热后蛋壳不再对细菌有阻挡作用，使冷水中的大量细菌进入蛋内。正确做法：煮鸡蛋时加少量盐，既可杀菌，又能使蛋壳较易剥离。

◎ **炒鸡蛋不用放味精**。鸡蛋中含有氯化钠和大量的谷氨酸，两种成分加热后会生成谷氨酸钠，有纯正的鲜味。味精的主要成分也是谷氨酸钠，炒鸡蛋放入味精会影响鸡蛋本身的鲜味。

烹饪宜忌与误区

日常烹饪中也有一些健康小技巧：如炒菜时油温应控制在多少？是不是真的"油多不坏菜"？"烟熏火燎"到底对人体有什么影响？看似简单的家常厨房问题，却关乎家人的饮食安全、健康和营养。因此在烹饪时，一定要掌握食物的烹饪宜忌，避免进入烹饪误区。

烹饪宜忌

● 炒胡萝卜不宜放醋。在我们日常烹调中醋的使用频率非常高，但炒胡萝卜是个例外。如果在炒胡萝卜的时候放了醋，胡萝卜中最宝贵的胡萝卜素就会被醋酸破坏，影响人体对胡萝卜素的吸收，而胡萝卜素是人体眼睛、皮肤、泌尿系统以及呼吸系统不可缺少的重要营养素之一。

● 冻肉不宜在高温下解冻。冻肉组织中的水分由于不能迅速被细胞吸收而流出，就不能恢复其原来的质量，而将冻肉放在沸水中、火炉旁解冻，遇高温，冻肉的表面还会结成硬膜，影响了肉内部温度的扩散，给细菌造成了繁殖的机会，肉极容易变质。因此，冻肉最好在常温下自然解冻。

● 吃茄子不宜去皮。维生素 P 是人体必不可少的 14 种维生素之一，它能增强毛细血管壁，防止瘀伤，有助于牙龈出血的预防和治疗，有助于因内耳疾病引起的浮肿或头晕的治疗等，还能预防脑溢血、视网膜出血、紫癜等疾病。在我国所有蔬菜中，茄子中所含的维生素 P 最高。而茄子中维生素 P最集中的地方是在其紫色表皮与肉质连结处，因此，食用茄子应连皮一起吃，不宜去皮。

◎ 油锅不宜烧得过旺。经常食用烧得过旺的油炸菜，容易产生胃溃疡或低酸胃，如不及时治疗，时间一长还会发生癌变，所以炒菜时不要把油锅烧得太旺。

◎ 烧煮肉时忌加冷水。肉中含有大量的蛋白质和脂肪，在烧煮过程中突然加冷水，汤汁温度骤然下降，蛋白质与脂肪就会迅速凝固，肉的空隙也会骤然收缩而不会变烂，而且肉本身的鲜味也会受到影响。

◎ 烧肉不宜过早放盐。氯化钠是盐的主要成分，它会使肉中的蛋白质发生凝固，使肉块缩小，肉质变硬，且不易烧烂。

◎ 未煮透的黄豆不宜吃。生黄豆中有胰蛋白酶阻碍因子和血球凝集素两种对人体有害的物质，它能抑制人体内蛋白酶的正常作用，并对肠胃产生刺激。这种物质结构坚固，比较耐热，只有高温才能将其破坏，如果吃没有煮透的黄豆，就会发生恶心、呕吐、腹泻等不适症状。而食用煮烂烧透的黄豆，则不会出现问题。

◎ 反复炸过的油不宜食用。反复炸过的油，其热能的利用率只有一般油脂的 1/3 左右。而食油中的不饱和脂肪经过加热，还会产生各种有害的聚合物，此物质可使人体生长停滞，肝脏肿大。另外，此种油中的维生素及脂肪酸均遭破坏。

烹饪误区

在日常生活中，我们往往还会把许多错误的烹饪方式当成正确的方式，做好的饭菜不仅损失了营养，甚至还会危害人们的健康。

误区一：冷冻的猪肉没有新鲜的猪肉好

其实生猪被屠宰后，猪肉要经过四个生理阶段的变化：僵硬阶段—成熟阶段—自溶阶段—腐败阶段。刚宰杀的猪肉由于尚处于僵硬阶段，肌纤维坚硬，烹调效果不是最理想，只有当猪肉处于成熟阶段时，猪肉才会变得柔软多汁，具有芳香气味。另外，食用冷冻猪肉并没有什么不好，猪肉经过低温冷冻处理后，体内的寄生虫会得到致命打击。例如旋毛虫、肉孢子虫等通常需在 -15℃以下低温才会被杀死。那我们在选择猪肉时应依照什么样的标准呢？成熟阶段的猪肉，脂肪洁白，肌肉有光泽，红色均匀，颜色较深，外表微干或有点湿润，用手指压在瘦肉上的凹陷能立即恢复，弹性好，且有鲜猪肉特有的正常气味。

误区二：炒青菜时，油放得越多越好

炒青菜时人们习惯于放入大量的油，他们认为油越多炒出的菜越香。其实，炒青菜用油须适量才好，油放得太多，效果会适得其反：(1) 放油过多，使其他调味品难以掺入青菜内部从而影响青菜的味道；(2) 食物外面包裹的油脂太多，食入肠胃后妨碍消化液直接与食物接触，不利于消化；(3) 常吃油腻的菜，会促使胆汁和胰液大量分泌，易诱发胆囊炎和胰腺炎。

误区三：炒完一道菜后接着便炒另一道菜

我们经常可以看到有些不正规的饭店在炒完一道菜后不洗锅接着便炒另一道菜，这样做其实是非常不卫生的。炒完一道菜后，在锅的四周往往会产生一些黑色锅垢，而这些锅垢含有苯并芘物质。苯并芘是当今公认的强致癌物，人体如果经常摄入这类物质，日积月累可诱发胃癌、血癌和肺癌等。

误区四：鸡精是从鸡身上提取的，炒菜时多放也无妨

鸡精是从鸡肉里提取的混合有多种氨基酸的调味品，如核苷酸等。只不过由于核苷酸带有鸡肉的鲜味，故称鸡精，从卫生角度讲，鸡精对人体是无毒无害的，但在烹调时，如果加入过多鸡精，则会破坏菜肴原有的味道而影响口味。

误区五：有坏味的食物，只要煮一煮就可以吃了

变质的食物中往往含有大量的细菌，而有的细菌耐高温，如能破坏人

体中枢神经的“肉毒杆菌”，其菌芽孢在100℃的沸水中仍能生存5个多小时。有的细菌虽然被杀死了，但它在食物中繁殖时所产生的毒素，或死菌本身的毒素，并不能完全被沸水破坏。所以，变坏了的食物就是蒸煮后再吃，也会使人中毒。

误区六：细菌怕盐，所以咸肉、腌鱼等就不用消毒

实际上，有一种使人肠胃发炎的“沙门氏菌”，能够在含盐量高达10%—15%的肉类中生存好几个月，只有用沸水煮30分钟才能将其全部杀死。因此，食用腌制食品时，也需要严格消毒。

误区七：冰冻的食物没有细菌

有人认为冰冻的食物没有细菌。事实上虽然低温可以杀死一部分细菌，但并不是全部。有些细菌专门在低温下生活、繁殖，如能使人发生严重腹泻、失水的嗜盐菌，能在-20℃的蛋白质内生存11周之久。所以，食用冰冻食物时，也不能大意。

误区八：食物只要经过煮沸，就可以达到消毒杀菌防病目的

高温可以杀菌，但这种说法却只说对了一半。食物中毒可分为生物型中毒和化学型中毒两大类。生物型中毒主要是指细菌、病毒、微生物等污染食物，例如腐败食物中的霉菌。这一类食物可用高温蒸煮进行消毒，即使留有少量毒素也不会造成严重危害。但化学型中毒，不是高温处理所能避免的，有时煮沸反而会使毒素浓度增大。比如，烂白菜中产生有毒的亚硝酸盐，人吃了就会发生严重的中毒现象。此外，发芽和未成熟土豆中的龙葵碱、油料中的黄曲霉素等，均不能通过高温达到消毒目的。

误区九：使用植物油多多益善

一般炒菜时人们很少使用动物油，但是用植物油的量却很多。虽然植物油比动物油健康些，但是植物油的热量一样非常高，过多摄入会明显增

加肥胖、高血脂、糖尿病、心血管疾病和恶性肿瘤发生的危险性。中国营养学会推荐的每人每天烹调油的摄入量只有25克。可是目前我国居民的实际平均摄入量已经达到41克。大大超过了身体的接受能力，从而增加了人们患病的风险。

误区十：蔬菜切后再洗

蔬菜先洗后切与先切后洗，其营养价值差别很大。以新鲜绿叶蔬菜为例，立即测量先洗后切的维生素C，仅损失1%；切后浸泡10分钟，维生素C会损失16%—18.5%。切后浸泡时间越长，维生素C损失越多。此外，切菜不宜切得太碎，如能用手拉断，就尽量不用刀，因为铁会破坏维生素C。

健康小锦囊

夏天，人们为了开胃喜欢吃些醋。对非绿色蔬菜，烹调时加入少量醋有助于保护维生素C。但对于绿叶蔬菜，酸性环境会破坏叶绿素，降低其营养价值，因而不宜加醋。

延伸阅读

烹调食物，火候有讲究

烹调食物的技法与火候的运用密切相关。经常做饭的人知道，烹饪时火候大小的掌握影响着食物的营养价值及口味等。如炒、爆、烹、炸等技法多用旺火速成，烧、炖、煮、焖等技法多用小火长时间烹调。但根据菜肴的要求，每种烹调技法在运用火候上也不是一成不变的。

小火烹调。例如清炖牛肉，是以小火烧煮的。烹制前需要先把牛肉切成方形块，然后用沸水焯一下，清除肉中的血沫和杂质。这时牛肉的纤维是收缩阶段，要移中火，加入辅料，烧煮片刻，再移小火上，通过小火烧煮，使牛肉收缩的纤维逐渐伸展。当牛肉快熟时，再放入调料炖煮到熟的时候，这样做出来的清炖牛肉，色香味形俱佳。如果用旺火烧煮，牛肉就会出现外形不整齐的现象。

◎ **中火烹调**。适用于油炸菜，凡是外面挂糊的原料，在下油锅炸时，多使用旺火下锅中火炸制，逐渐加油的方法，效果较好。因为炸制时如果用旺火，原料会立即变焦，形成外焦里生。如果用小火，原料下锅后会出现脱糊现象。如香酥鸡，则是采取旺火时将原料下锅，炸出一层较硬的外壳，再移入中火炸至酥脆。

◎ **旺火烹调**。适用于爆、炒、涮的菜肴，一般用旺火烹调的菜肴，主料多以脆、嫩为主，如葱爆羊肉、涮羊肉、水爆肚等。水爆肚焯水时，必须沸水入沸水出，这样水爆肚才会脆嫩。如果不是用旺火，火力不足，锅中水沸不了，主料不能及时收缩，就会将主料煮老。再如葱爆羊肉，首先是切肉要切好，要把肉切成薄片；其次一定要用旺火，油要烧热。炒锅置旺火上，下油烧至冒油烟，再下肉炒至变色，立即下葱和调料翻炒片刻，见葱变颜色立即出锅。也是要旺火速成，否则就会造成菜肴水多或嚼不动。

烹调卫生误区

在餐馆、饭店吃饭没有在家里吃饭卫生，是很多人都赞同的。但是，在家做饭就能一劳永逸解决饮食卫生的问题吗？事实上，根据最新研究表明，近25%的饮食疾病都是因为吃了自家做的饭菜而引起的。以下烹调误区是你在烹调中应该尽量避免的。

误区一：做饭前洗手能保持卫生

开始做饭之前洗洗手的确是一个好习惯，但只洗一次是远远不够的。专家提示我们，每当你从一项工序转到另一项工序时，都必须记得洗手，否则可能会交叉传播细菌。比如切好肉后，即将洗蔬菜之前，或者洗完青菜，要剥葱蒜前，都不能忘记洗手。

误区二：蔬菜买回家马上都洗干净

保持蔬菜的新鲜干净是正确的，但是学者们研究发现，如果在把蔬菜放进冰箱前就洗好的话，残留的水分会滋生细菌。因此，最好的办法是，当你需要做那道蔬菜时，再清洗它。另外，像生菜和卷心菜这类蔬菜，只需把最外层叶子撕掉，然后再用清水洗干净即可。

误区三：只洗能带皮吃的水果

像西瓜和橙子这样不能连皮一起吃的水果，也未必像我们想象中的那么卫生。因为在我们不知不觉的时候，就可能感染了一些细菌。如当你拿刀切开西瓜的时候，瓜皮上的细菌可能已经被西瓜刀带到瓜瓤上了。那么切之前用水清洗一下就够了吗？当然不。清洗这类水果，你需要用板刷慢慢刷去表皮的污泥和细菌，然后再把刷子认真清洗干净。

误区四：边做饭边打扫厨房

有些人习惯边做饭边打扫厨房里切菜的台子，他们认为这样既节约时间又能保持卫生。但他们往往是用同一块洗碗布，就将所有需要清洗的东西都搞定了，从而引起了细菌的交叉传染。其实大可不必这么做，如果你想清理台子，只需要用一块布先把手擦干，然后用专门的厨房去污纸巾和抗菌消毒剂来清理切菜板和厨房的台面就可以了。但是做饭的时候，千万不要把没有洗过的菜直接放在台子上，尤其是生肉。你可以把它们放在盘子里，既卫生又方便了后面的清洁工作。

健康小锦囊

有些果蔬不宜放在冰箱里储存：如香蕉在12℃以下的环境贮存，会使其发黑腐烂；鲜荔枝，在零度以下的环境中放上一天，其表皮就会变黑，果肉就会变味；黄瓜，在0℃的冰箱内放三天，表皮会呈水浸状，失去其特有的风味；西红柿，经冷冻，局部或全部果实会呈水浸状软烂，表现出褐色的圆斑。

误区五：把做好的饭菜放在烤箱或炉子上

专家们研究发现，食物在5℃—57℃之间最容易滋生细菌。所以，把做好的饭菜放在刚用过的烤箱或炉子上，是非常危险的。即使是米饭这一类的主食，也不要放在仍有余温的烤箱上。

误区六：冰箱温度越低越好

要想确保食物贮藏在最佳的4℃，最好的办法就是去买一个温度计，把它放在冰箱内，并每个月检查一次。同时最好在冷冻区也放一个温度计，

以确保温度在 -18℃以下。

延伸阅读

炊具餐具应该怎样消毒呢

日常饮食中,除了要求食物本身及食物烹调时的卫生之外,家庭中炊具和餐具的清洁,也是预防病从口入,确保人体健康的一个重要环节。为了保证它们不影响食物的卫生,人们应该注意炊具、餐具的消毒方法。下面介绍一些简便的消毒方法。

将用过的炊具放入水中,再滴入少许洗洁精,将油腻、污渍洗净,用清水冲过后放入橱柜中。再用炊具时,可用开水浸泡一下,或者将炊具放入开水中煮沸,约10分钟,取出即可使用。

另外也可用漂白粉液浸泡,即用一小匙漂白粉加两杯冷水的比例,配成漂白粉液。将洗净的炊具放入浸泡,两分钟后取出,用清水冲洗干净,便可使用。

餐具的消毒方法很多,简单的方法是用洗洁精消毒。将用过的餐具放入盆中,倒上温水,滴少许洗洁精,刷洗干净后用清水洗净,放入橱柜中。也可使用高锰酸钾进行消毒。取10粒左右高锰酸钾,加入大半盆冷水,将餐具放入高锰酸钾溶液中浸泡10分钟,便可达到杀菌目的,然后用清水洗冲干净便可以使用了。

最理想的消毒方法,是先把洗净的餐具完全浸泡在水中进行加热,待水煮沸时,约2分钟,即可达到消毒的目的。消毒过的餐具放入橱柜中,或用纱罩罩起来,让余水自然晾干,不要用抹布去擦,以防再次污染。如果是病人用过的餐具,一定要单独清洗和消毒。

蔬菜烹调不当易导致中风

营养专家建议，成年人每天应吃300—500克蔬菜，这对关注营养、关注健康的人来说已经不新鲜了。可是事实往往是，你吃够了数量，却吃不够营养。

我们知道，新鲜蔬菜中含65%—95%的水分，同时还含纤维素、果胶、淀粉等，是胡萝卜素、维生素B、维生素C、叶酸、钙、磷、钾、铁等的良好来源。多吃蔬菜可保持肠道的正常代谢，能提高免疫力，降低患肥胖、糖尿病、高血压等慢性疾病的风险。但是，专家表示，如果蔬菜烹调不当导致叶酸、维生素等流失，一个直接的后果是可能导致中风。

蔬菜烹调的三大误区

蔬菜应该提供的营养可能会因为小小的偷懒情绪、不必要的节约思想而流失。让我们先检讨一下我们日常生活中的不良习惯，对照一下，自己是否有这样的误区。

误区一：工作忙，没有时间买菜，一次性购买一周食用的蔬菜

蔬菜放置过久，营养会流失，绝大多数维生素特别是维生素C，遇到空气容易氧化分解而损失。许多B族维生素和脂溶性维生素对光非常敏感，受日光直射后会发生损失。

误区二：剩菜舍不得扔掉，反复加热

剩菜反复加热，会导致蔬菜中的维生素大量流失。

误区三：老年人为了便于咀嚼，长时间炖煮蔬菜，将蔬菜做得熟烂

蔬菜如果炖煮的时间过长，其中的维生素会遭到高温破坏。例如，蔬菜中的叶酸在高温和强光的环境中均不稳定，反复加热后损失率可达50%—90%。

这些误区如果长时间存在，会影响人体对维生素等营养素的吸收。长期下去，营养素吸收不足极有可能对健康造成威胁。这里举个例子说明：

很多人认为高血压、高血脂、喝酒、吸烟是引起冠心病、中风等疾病的元凶，但临床上也有一些脑出血、脑栓塞患者的血压、血脂指标都正常，也没有吸烟、喝酒的不良嗜好，唯独血浆中的同型半胱氨酸增高。同型半胱氨酸是动脉粥样硬化的独立致病因子，而动脉粥样硬化也是引起中风的重要因素。同型半胱氨酸增高的原因一方面是遗传因素，一方面是饮食因素。饮食中的B族维生素、叶酸的缺乏，可导致血浆中同型半胱氨酸升高，有可能引起脑出血、冠心病等，还可使糖尿病患者引发并发症等。

健康小锦囊

海带不宜长时间在水中浸泡。因为海带含碘量很高，而且在表层还附有营养丰富的甘露醇。海带在水中长时间浸泡、敲打、搅动等，极易造成养分丢失。在清洗海带时还应注意浸泡水量也不宜过多，一般每500克海带用水量不宜超过2500毫升。

因此，除了科学合理地食用蔬菜外，要按照中国居民膳食指南的要求，做到食物多样，饮食结构合理。

延伸阅读

健康烹调，宜蒸煮不宜煎、炸、熏

营养专家建议，采取蒸、煮的烹饪方法要远远好过煎、炸。虽然后者色、香、味都要更胜一筹，但它对食物营养的破坏也不容小视。因此，在烹饪食物时，要尽量采取低温的蒸、煮方法。

专家认为，花生营养丰富，特别是花生仁的红衣，能抑制纤维蛋白的溶解，促进骨髓制造血小板，对各种出血性疾病有较好的止血作用。但花生只有煮着吃，才能保持其营养成分及功效，如果是炸着吃，虽然味道香脆，但营养成分将损失一半。

专家指出，煎、炸等烹饪方法破坏食物的营养元素，使食盐中的碘挥发，造成碘盐中含碘量和人体实际摄入的量不同。因为煎、炸时需要的油温很高，大约180℃左右。而碘是一种化学性质活泼的元素，在高温下易挥发，因而，经过油炸高温处理的食盐中，碘的损失率可以达到40%—50%。

另外，煎、炸、熏的烹饪方法不仅会损害食物的营养成分，还会产生多种有害物质。炸、烤的油温较高，一般在180℃—300℃，在高温下，食物会发生一系列变化：蛋白质类食物产生致癌的杂环胺类物质，脂肪类产生苯并芘类致癌物和不饱和脂肪酸的环化、聚合、氧化产物，碳水化合物类食品会产生较多的丙烯酰胺类物质，它们也是潜在的致癌物质。科学研究证实，食物的烹饪温度越高，产生的致癌物质越多，亦越难被人体消化吸收和代谢，而低温烹饪方法，如蒸、煮、炖等，是最有益人体健康的。因为它的加工温度在100℃上下，不会产生有害物质。

因此，使用蒸煮来烹饪食物的方法应大力提倡，避免采用高温的烹饪方法，这样不仅能够减少致癌物质的危害，而且有利于消化吸收。

肉类烹调有讲究

肉类食物是我们饮食中必不可少的食物，肉类含有丰富的蛋白质以及其他的营养，但是怎样烹调才能留住肉类食物中的营养呢？不同的肉类烹调的火候也不同，如果烹调不当，损失的不仅是营养，甚至还有健康。

肉类烹调的四大火候讲究

◎ 炒肉的火候把握。肉类烹调时，火候的把握是重要的一个环节，火候把握得不好，就会影响其营养元素的含量，有时还会产生对身体有害的物质。炒牛肉、猪肉时，可以把肉切成丝或切成片，加入酱油、料酒等调料腌渍，加挂上芡粉。要把握好过油的火候。先将干锅放在火上，烧热，再倒入油，这样肉片就不会粘锅。油烧成四五成热，再把肉放进油中滑一下，随即捞出，这样，肉里的动物性蛋白就不会破坏。然后改用热油、旺火，快速煸炒后出锅。

◎ 焦熘肉片也讲究火候。烹调焦熘肉片时，先将炒锅置中火上，加油烧至七成热时，将挂糊后的肉片逐片下锅，稍炸一下，再改用中火，待水分炸干，再转旺火上炸至松脆，沥出油，锅内留少许油，放在旺火上，加入调料搅拌，待稠浓后，倒入炸好的肉片里，拌匀即可。

◎ 做鱼时的火候把握。活鱼应在宰杀后的 2—6 小时烹调，如果时间太短，其肌肉组织中的蛋白质还没有分解产生氨基酸，鱼肉的肉质发硬，不利于人体消化吸收。假如放置的时间过长，鱼肉中的氧化三甲氨就会氧化成三甲氨，产生腥味，其营养与鲜味就会破坏。在煎鱼时，鱼下锅要保持鱼身干燥，油温要高，鱼的一面煎成金黄色后，再动锅，翻动另一面。在炒鳝鱼时，不宜爆炒着吃。这样烹调的鳝鱼，味道虽美，但据检验，鳝鱼体内有一种叫口线虫的囊蚴寄生虫，鳝鱼片炒得半生不熟，这种寄生虫未死，进入人体半月后，会引起食物中毒，患者会出现体温忽然升高，厌食，同时在颈部、腋下及腹部皮下会出现疙瘩等症状。

◎ 做腌腊肉时的火候把握。在烹制火腿、香肠、咸肉等腌制食品时，其火候的把握显得更加重要。如果做法不恰当，对身体健康十分不利。有的人喜欢将其煎炸着吃，认为这样做出来香脆可口。其实，咸肉、香肠、火腿等，含有微量的亚硝胺，经油炸、油煎会产生致癌物质，食用后对人体有害。最好采用烹煮的方法，并加点米醋，用醋来分解。

> **◎ 健康小锦囊**
>
> 不粘锅不能用来烹调肉类。肉类等酸性物质会腐蚀金属，裸露部分一旦被腐蚀就会膨胀，从而导致涂层脱落，被人误食会危害健康。另外，在烹调肉类食品时，由于本身含油比例很高，温度容易迅速升高，使锅表面附着的化学物质释放出有毒物。

五个安全食用习惯

我们还要养成良好的肉类食用习惯。专家指出，人们消费动物类食物的安全取决于两方面因素：一是动物类食物本身是否有问题；一是消费者是否养成安全消费的好习惯。

专家提醒消费者，应主要从五个方面养成安全食用习惯。

◎ 尽量选择新鲜的肉类食用。与罐头等已加工的肉类食品相比，要多食用新鲜肉类，尤其应首选冷却肉，其次是热鲜肉和冷冻肉。与这些新鲜肉类相比，火腿肠、罐头等肉类食品中复合磷酸盐、防腐剂、着色剂、淀粉等添加剂一旦超标,会对消费者身体健康造成或多或少的伤害。

◎ 生鲜肉要在4℃的温度下保藏,并用保鲜膜包裹。如果购买量较大,需长期放置,最好是冷冻保藏,以确保肉的卫生质量。一旦发现肉及肉制品有味变质,要立即处理掉,以免被误食或污染其他食物。

◎ 生熟分开。进行烹调时,切菜时所用的案板、刀具等一定要清洗干净,同时肉类要生熟分开,以免交叉污染。心、肝、肾等内脏器官是畜禽体内容易发生病变的部位,一定要煮熟、煮透才能食用。

◎ 注意食品卫生。注意食品的卫生,不要在没有卫生防疫检验合格证明和从业人员体检健康证明的小摊小店购买熟肉、涮火锅,或消费肉类菜肴。

◎ 不要在外消费烧烤肉类食品。

延伸阅读

正确认识肉类食物

虽然有很多人喜欢吃肉类食物,但是由于"富贵病"的流行,以至于许多人"谈肉色变",坚决奉行素食主义。其实,这是对肉类食物的一种"过度"理解,何为过度?只看到肉类对人类身体危害的一面,没有看到它有利于健康的一面。

肉类营养丰富,味美,食肉更能耐饥;长期食用,还可以帮助身体变得更为强壮。此外,人食用肉类食物,可以刺激消化液分泌,有助消化。

蛋白质

肉类食物中蛋白质的含量在10%—20%,俗称的瘦肉是脂肪含量较少的肉,而肥肉是脂肪含量较多的肉,瘦肉的蛋白质含量比肥肉多。新鲜肉的平均含水量是60%—70%,脂肪含量与水含量成反比。肉中的脂肪含量，与动物的种类、年龄、身体的部位、育肥状况均有关系。100克肉的平均能量为880千焦耳。

肉类提供的蛋白质对人体有重要的意义。构成蛋白质的氨基酸，共有20多种，其中有8种必需氨基酸是人体不能自身合成的，必须靠摄取含有这8种氨基酸的食物来获得；而肉类食物的蛋白质是完全蛋白质，可以提供人体所需的全部种类的氨基酸。当肉类蛋白质在人体内被消化时，分解出来的氨基酸即可被吸收。与肉类蛋白质相比较，植物类食物所提供的蛋白质有时则不如肉类蛋白质的氨基酸成分那么全面，有的会缺乏8种人体的必需氨基酸或者是包括8种必需氨基酸在内的20种基本氨基酸中的一种或几种，譬如谷类普遍缺少赖氨酸这种必需氨基酸。肉类蛋白质与植物性蛋白质混合食用，便可以互相补充，更具营养价值。

无机盐

肉类含铁、铜、镁、钠、磷、钾、锌等许多种矿物质，其中含磷较丰富，约130—170毫克/100克；钙含量颇少，约7—10毫克/100克。肉类食物无机盐的总含量约为0.6%—1.1%，瘦肉的无机盐含量高于肥肉，内脏的含量高于瘦肉。动物的肝脏、肾脏含铁较丰富，且利用率高。

微量元素

肉类含维生素B，而且还含有极少的脂溶性维生素A、维生素D以及维生素C。一些动物的肝脏也是常见的肉类食物，其含有丰富的钴胺素。猪肉的硫胺含量高于牛肉。这些微量元素是在蔬菜水果那里所不易获得的。

脂肪

脂肪是肉类食物中最为人们所诟病的，因为脂肪在体内的堆积会引起肥胖，而肥胖又会引发一系列的疾病。其实，在日常生活中，合理的摄入脂肪对身体是有好处的。肉中的脂肪，可供给人体所需的热量和必需的脂肪酸。脂肪的主要成分包括甘油三酯、脂肪酸以及少量的卵磷脂、游离脂肪酸、脂溶性色素、胆固醇等。

由于动物脂肪的熔点因相对较高，故不易被人体消化和吸收。脂肪及肝、肾、脑等内脏，都有高含量的胆固醇，患有动脉粥样硬化或高血脂的患者应不吃或者少吃。

碳水化合物

肉类食物与其他食物相比碳水化合物的含量很低，一般仅占1%—5%。动物肌肉中含有肌糖原，当动物死亡时，肌糖元会转化成乳酸。乳酸的产生使肉中的酸性增强，PH下降，使得组织蛋白酶的活性增强，因为动物存活时，PH较高，抑制了这种酶的活性。组织蛋白酶会使肉中的蛋白质部分水解，从而使肉恢复保水能力，逐渐变软，进而肉味变得鲜嫩，更适合人的胃口。

在正确认识肉类食物之后，在以后的饮食中，就要合理进食，不能不吃，又不能没有节制，应根据个人的身体状况，控制肉类食物的摄入量，这样才能吃出健康的体格。

错误烹调可致癌

众所周知，烹调时采用的方法不同，将直接影响食品中的营养成分。专家表示，居家常用的食物，选对了烹饪方法可以让人更多地吸收食物营养，而错误的方法，不但会损害食物的营养，还可能致癌。

大家常吃的肉类食品，烹调一般有红烧、清炖和快炒三种，但从保存食物维生素的角度看，清炖瘦猪肉时，维生素 B1 被破坏 60%—65%；急火蒸时，维生素 B1 损失约 45%；而炒肉时损失的维生素 B1 仅有 13%。因此，荤菜应尽量采用急火快炒的方法。而油炸的肉类烹调方法是最不可取的，油炸时会产生大量的致癌物质，身体摄入量过多就大大增加了患癌的风险性。

至于蔬菜，先洗后切，切后要尽快下锅，切对蔬菜（蔬菜食品）中的维生素 C 有稳定作用。骨头做汤时，应设法敲碎并加入少许醋，可以促进钙（钙食品）、磷的溶解和吸收。

在做主食方面，不同的烹饪方法，营养差别非常大。如搓洗可以使大米中的 B 族维生素损失 1/4；米饭先煮后蒸可以使 B 族维生素损失约 50%。用 75% 的玉米面加 25% 的黄豆面蒸窝窝头，可以减少维生素 B1、B2 的损失。此外，菜汤、面条汤、饺子汤中含有食物 30%—40% 的水溶性维生素，因此应适当喝汤。

致癌食物要少吃

医学研究发现，有10多种化学物质有致癌作用，其中亚硝胺类、苯并芘和黄曲霉素是公认的三大致癌物质，它们都与饮食有密切关系。

- 亚硝胺类几乎可以引发人体所有脏器肿瘤，其中以消化道癌最为常见。亚硝胺类化合物普遍存在于谷物、牛奶、干酪、烟酒、熏肉、烤肉、海鱼、罐装食品中，尤以不新鲜的食品特别是煮过久放的蔬菜中含量最高。

- 苯并芘主要产生于煤、石油、天然气等物质的燃烧过程中，脂肪、胆固醇等在高温下也可形成苯并芘。熏制品中苯并芘含量可比普通肉高60倍。经验证，长期接触苯并芘，除能引起肺癌外，还会引起消化道癌、膀胱癌、乳腺癌等。所以像熏肉、熏肝、熏鱼、熏蛋、熏豆腐应尽量少吃或不吃。

健康小锦囊

脂肪加热到500℃—600℃时，会产生致癌物质，长期过量吃油炸食品者容易患上癌症。

- 黄曲霉素是已知的最强烈的致癌物。医学家认为，黄曲霉素可能是肝癌发生的重要原因。在一些肝癌高发区，人们常食发酵食品，如豆腐乳、豆瓣酱等，这类食品在制作过程中如方法不当，容易产生黄曲霉素。还有一些易霉变的食物，如米、麦、豆、玉米、花生等食品受潮后就不宜食用了。

延伸阅读

我们身边的防癌食物

其实，最重要的防癌措施就是合理饮食本身，在此基础上，可适当补充一些防癌食物，以下几种仅供参考。

- 苦瓜。苦瓜中含有一种类奎宁蛋白，能激活免疫细胞的活性，具有抗癌作用。苦瓜种子中含有抑制细胞侵袭、转移的成分。

◎ **芦笋**。芦笋中含有丰富的抗癌元素之王——硒，它能阻止致癌物质自由基和过氧化物的形成，防止造成基因突变，刺激环腺苷的积累，抑制癌细胞中脱氧核糖核酸的合成，阻止癌细胞分裂与生长，抑制致癌物的活力并加速解毒，甚至使癌细胞发生逆转，刺激机体免疫功能，促进抗体的形成，提高对癌的抵抗力。生物学家还指出，芦笋抗癌的奥秘还在于它富含组织蛋白中的酰胺酶，这是一种使细胞正常生长的物质，加之芦笋中所含叶酸、核酸的强化作用，能有效地控制癌细胞的生长。

◎ **萝卜及胡萝卜**。萝卜中含有多种酶，能消除亚硝胺等致癌物质的致癌作用，其中的本质素能刺激肌体免疫力，提高巨噬细胞的活性，增强其吞噬杀灭癌细胞的能力。萝卜的辣味来自芥子油，它可刺激肠蠕动，促进致癌物的排除。而且萝卜中含有大量维生素C，胡萝卜中还含有丰富的胡萝卜素，所以它们具有极好的防癌作用。

◎ **玉米**。玉米越来越受到人们的重视，其营养价值超过面粉、大米，经常食用能预防动脉硬化、心脑血管疾病、癌症、高胆固醇血症、高血压等病。据研究证明，玉米中含有丰富的钙、镁、硒等微量元素和多种维生素。硒是一种抗癌物质，它在体内起“清道夫”的作用。

玉米中纤维素的含量很高，可以刺激胃肠道使肠蠕动增强，促进排便，减少肠道对致癌物质的吸收，预防大肠癌的发生，因此，常吃玉米有一定的防癌作用。不过，有一点是要特别提醒注意的，常吃新鲜玉米为最好。

◎ **南瓜**。富含维生素C、维生素A，还含有色氨酸-P、纤维素和钙质等，可预防高血压、糖尿病、肥胖和高胆固醇血症，对癌症有很好的预防效果。南瓜维生素的含量之高，是常人无法想象的。

◎ **红薯**。含有较多的赖氨酸、胡萝卜素、植物纤维等，能有效地预防肠癌和乳腺癌。

◎ **麦麸**。麦麸是小麦主要营养成分的“仓库”，含有维生素B族、镁、硒等矿物质以及很多植物纤维。有利于防治便秘、糖尿病、高脂高胆固醇血症、大肠癌、痔疮等。不少专家认为,麦麸是最好的防癌食物。

◎ **蘑菇**。蘑菇的营养丰富,含有人体必需的氨基酸,多种维生素及矿物质,含硒和丰富的维生素 D,能增强人体免疫力,有利于预防胃癌和食道癌。

◎ **茄子**。它含有丰富的营养成分,还含有胆碱、龙葵碱、水苏碱、葫芦素等物质,其中龙葵碱和葫芦素已被证实具有抗癌作用。我国古代也有用茄根治疗肿瘤的记载。

◎ **大蒜**。实验证实,大蒜辣素、大蒜素对许多癌细胞具有强烈的抑制作用,大蒜素还能阻断在体内合成亚硝胺。大蒜富含硒、锗,锗能激活巨噬细胞的吞噬功能。

◎ **海带**。经常食用海带,不仅可以补充碘元素,防治甲状腺肿大,还可预防乳腺癌和甲状腺肿瘤。海带中含的海藻酸钠与具致癌作用的锶、镉有很强的结合能力,并将它们排出体外;海带可选择性杀灭或抑制肠道内能够产生致癌物的细菌,所含的纤维还能促进胆汁酸和胆固醇的排出;海带提取物对各种癌细胞有直接抑制作用。

◎ **豆类及豆制品**。在豆类中,绿豆、豌豆、大豆、扁豆和刀豆等都含有可以防癌抗癌的核酸。

◎ **绿茶**。据国内外广泛研究认为,茶叶尤其是绿茶具有非常明显的防癌作用。

◎ **其他**。如包心菜、葡萄、山楂、乌梅、大枣、猕猴桃、大白菜、多种海产品等都有防癌的功效。

别忽略危害健康的隐形杀手
——餐具

随着生活水平的提高，现代人对于饮食卫生越来越重视。俗话说“病从口入”，但人们往往只注意到食品是否清洁卫生，却忽略了装盛食物的餐具对身体的影响。有关调查显示，餐具的材质不合格、使用不当都会危害人体健康。

不锈钢餐具也要防腐蚀

不锈钢是由铁铬合金再掺入其他一些微量元素如钼、钛、铌、铜、氮制成的。其金属性能良好，而且比其他金属耐锈蚀。但是如果使用不当，不锈钢中的微量金属元素会在人体中慢慢累积，达到一定量就会危害人体健康。例如，不要用不锈钢餐具长时间盛放强酸或强碱性食品，防止铬、镍等金属微量元素溶出；不能用不锈钢器皿煎熬中药，以防不锈钢在加热条件下与中药中的生物碱和有机酸发生化学反应，生成毒性更大的化学物质；同时，也要注意不能用强碱和强氧化性的药剂洗涤不锈钢餐具；一旦发现不锈钢餐具变形或者表层破损，就应该及时更换新的餐具。

尽量不要使用铝制餐具

铝是一种可以使人的智力衰老的元素，研究发现，老年性痴呆症与铝摄入过多有密切关系，而且也不利于儿童的大脑发育，会导致儿童的记忆力下降、反应迟钝等。世界卫生组织指出，人体每天铝的摄入量不应超过60毫克，即相当于50—100克油条的铝含量。而食品中的铝大部分来自炊具污染。尤其是铁、铝混用如铁锅铝铲或铝锅铁铲，由于电解和置换作用，可增加铝的溶解，增加了铝的摄入量。铝在人体内积累过多，会引起动脉硬化、老年人骨质疏松、痴呆等症。因此，要少吃油炸食品，少用含铝的膨松剂，尽量避免使用铝制的炊具及餐具。

陶瓷餐具忌加热

细腻光滑、色彩艳丽的陶瓷餐具不仅造型多样而且便于清洗，是绝大多数家庭购买餐具的首选。但是，陶瓷表面上的彩釉却有可能成为健康杀手。彩釉中的镉、铅、镭、汞等都是对身体有害的元素，把陶瓷餐具放入消毒柜或微波炉后，会释放出有害的化学物质影响人的健康。因为陶瓷缸、碗、罐、盘、钵等，在上釉加彩时，其颜料、釉子大都含有铅、镉等化合物。陶瓷的釉子越多，颜色越鲜艳，铅、镉等化合物越多。平时这些化合物是比较稳定的，但一遭遇高温就会逸出。而消毒柜的工作原理是用高温消毒，在工作情况下，温度可达200℃。经常用这种方法消毒过的彩瓷器皿盛放食品，会使食品受到污染。

塑料餐具颜色别太鲜艳

许多塑料餐具看起来很漂亮，但对人体的健康存在许多安全隐患。塑料餐具的表层都有漂亮的彩色图案，如果图案中的铅、镉等金属元素含量超标，就会对人体造成伤害。一般的塑料制品表面有一层保护膜，这层膜一旦被硬器划破，有害物质就会释放出来。劣质的塑料餐具表层往往不光滑，有害物质很容易漏出。因此消费者应尽量选择没有装饰图案、无色无味、表面光洁、手感结实的塑料餐具。

竹木、铁木砧板也有弊

市场上，有一些切菜的砧板是用竹片或乌龙木粘合而成，由于做成的砧板坚固不易脱屑，故受广大消费者的青睐。但是乌龙木常有一种异味和有毒物质，用它做菜板不但会污染菜肴，也容易引发恶心、呕吐、腹痛等症状。用竹片粘合的砧板，因粘合剂中常含有一定的甲醛和苯等，所以砧板应采用银杏木或柳木为好。

尽量不要使用油漆或雕刻的竹筷

因为涂在筷子上的油漆含有苯和铅等有毒化学物质，对人体有害。经过雕刻的筷子看起来很漂亮，但由于不易清洗而藏污纳垢。因此，家庭中每个成员最好使用固定的一双筷子，每人的筷子要分开清洗。同时，筷子至少每年都要更换一次。

微波炉不能用来炒菜或烧开水

当你用微波炉加热玻璃杯等器皿烧开水时，由于微波加热的原理是一种分子高速电磁振荡加热，水的内部和表面同时进行，这时没有循环紊流的产生，再则由于玻璃表面非常洁净，几乎没有可作为晶核的物质，水在加热时就不会产生气泡，当然也就看不出水沸腾的现象。所以我们并不知道水是什么时候开的，也不知道水的温度是多少。

> **健康小锦囊**
>
> 铜制餐具外表华丽、色泽光艳，甚有气派。但铜生锈之后可生铜绿和蓝矾。铜绿和蓝矾是两种有毒物质，可使人发生恶心、呕吐甚至中毒。所以，对于有铜锈的铜餐具，切不可使用。

此外，微波加热是由于分子高速振荡，蔬菜中的维生素也被破坏殆尽。所以微波炉也不适宜炒菜。

延伸阅读

在购买和使用陶瓷餐具时，要注意以下几点：

- 购买陶瓷餐具一定要选择正规的市场，切不可贪便宜购买那些没有正式生产厂家的劣质产品。国家规定，将陶瓷餐具置于4%的醋酸中浸泡，铅的溶出量不得大于7毫克/升，镉的溶出量不得大于0.5毫克/升。目前正规的生产厂家的产品基本都能符合这一要求。
- 购买时要注意看餐具的成色，用手触摸餐具表面，看内壁是否光洁。
- 用鼻子嗅，看是否有异味。
- 在使用前用沸水把餐具煮上5分钟，或者用食醋浸泡2—3分钟，以溶出餐具中含的有毒物质。

专家提示：会吃，才能保健康

吃也讲究正确的方法，食物真正的营养价值，不仅取决于食物原料的营养成分，还取决于加工过程中营养成分的保存率，因此，科学合理的烹饪方法，是直接影响饮食质量的一个重要因素。那么合理的烹饪方法应当是怎样的呢？

适当洗涤保营养

烹饪食材在烹调前均要洗涤。洗涤的目的是减少微生物的污染，除去寄生虫卵和泥沙杂物，保证食品卫生，但洗涤的次数和方法要得当。

淘洗大米时，首先要挑去杂物和沙粒，再用足够的冷水淘洗2—3次，千万不要用流水冲洗或热水浸泡，更不能用力搓洗。各种副食原料如蔬菜、肉类都应先洗后切，不要在水中浸泡，洗涤次数也不宜过多，只要洗干净即可。这样做，可尽量减少维生素和矿物质的流失。

切配蔬果要科学

家庭购买各种食物尤其是新鲜的蔬菜、水果，要根据家庭的人数及平时就餐的具体情况而定，切忌过多购买。如食物储存过多，不能及时食用，则放置时间越长营养素损失得越多。

洗涤之后的原料，尤其是蔬菜和水果不要切得过碎，以免原料中易氧化的营养素与空气接触机会增多而加大损失。因此，加工原料时尽量做到现切现做，现做现吃。

沸水焯料有窍门

为了缩短烹调时间，除去异味以及造型需要等，需要将某些原料做水焯处理。水焯时适宜用大火沸水，操作迅速，加热时间短，原料较多时也可分次下锅，沸进沸出。另外，原料出水后，不可挤去汁水，否则会使水溶性维生素大量流失，如白菜水焯后挤去汁水，水溶性维生素损失高达77%。

炒菜加醋忌碱

蔬菜炒好即将出锅时，适当放一些醋，既可保鲜增味，又能保护维生素不被破坏，如醋溜白菜、糖醋藕片、醋溜豆芽等。烹调动物性食物如“红烧鱼”、“糖醋排骨”等，先放入一些醋，可使原料中的钙被醋充分溶解，从而促进钙的吸收。

碱会造成食物中维生素和矿物质的大量损失，特别是维生素B1几乎全部损失，维生素B2也会损失一半。因此，烹制各种食物时，尽量不加碱。

勾芡收汁味道好

勾芡收汁可使汤汁浓稠，与菜肴充分配合，既可以避免营养素如水溶性维生素的流失，又可使菜肴美味可口，特别是淀粉中谷胱甘肽所含的硫氢基，具有保护维生素C的作用。有些动物性原料如肉类等也含有谷胱甘肽，若与蔬菜一起烹调也有同样的作用。

放盐宜最后

由于渗透压的作用，早放盐会使蔬菜中的维生素和矿物质过多丢失。

另外提倡现做现吃，主要是减少原料特别是蔬菜在放置过程中营养素的氧化损失。如蔬菜炒熟后，放置1小时，维生素C会损失10%左右，放置2小时会损失14%左右。夏天的蔬菜，还会随时间延长，而使水溶性维生素过多丢失。

蔬菜凉拌最好

新鲜蔬菜能生吃尽量生吃，不能生吃时最好凉拌。凉拌是菜肴制作中能较好保存营养素的方法之一，并能调制出多种口味。此外，凉拌时加放食醋，有利于维生素C的保存，加放植物油有利于胡萝卜素的吸收，加放葱、姜、蒜能提高维生素B1、B2的利用率，并有杀菌作用。

多蒸少炸营养多

蒸是用蒸气加热的一种烹调方法，制作出的菜肴口味一般都比较清鲜，可以较完整地保持原料的原汁原味和大部分营养素。用微火、沸水上笼蒸的方法维生素损失最少。

油炸食品要求油温较高，而高温油对营养素均有不同程度的破坏。蛋白质因高温而严重变性，油脂中的维生素A、E等营养素也会因高温遭到破坏，大大降低了营养价值。此外，油脂反复使用，会使油脂多次发生氧化聚合反应，产生许多对机体有害的物质。

酵母发酵要注意

制作发面面食时，尽量使用鲜酵母或干酵母。这样不仅保护了面食中的维生素，还会因酵母菌的大量繁殖增加了面粉中B族维生素的含量，同时还能破坏面粉中的植酸盐，改善某些营养素消化吸收不良的状况。

物无美恶，过则为灾

食物是维持人体生命的必需物质，但是如果饮食不当，会产生多种疾病。许多人认为能吃是福，孰不知，有时候吃得过多反而会影响身体健康。“物无美恶，过则为灾”，饮食一定要讲究平衡，把握饮食的度，不能一味地傻吃。

饮食过量危害大

人体的营养主要来自饮食，但饮食过量往往会引起消化不良，过多的热量摄入还会造成脂肪在体内堆积，长期下去，甚至会引起肥胖。专家认为，大多数人腰腹部的肥胖都直接或间接的和饮食过量有关。只有饮食适量，新陈代谢刚好达到平衡，才不会产生多余脂肪，才能够确保身体健康和体形健美。

测一测，饮食是不是过量

◎ 观舌：通常来说，饮食过量的人，睡觉时往往会流口水，舌头在夜间会发生轻微的肿胀。一觉睡醒后，用镜子照一照舌头，看一看是否有肿胀的现象，饮食过量情况严重者，还会出现血痕。

◎ 试手：早晨起床，在还没有进行运动之前，双手握拳感到吃力，握不太紧且手部发胀的，是因为前一天晚餐吃得过多，细胞吸收了多余的营养，还没有完全消耗的缘故。

◎ 健康小锦囊

饮食要讲究适量，切忌饮食过量、暴饮暴食。中国养生经验中最重要的一条就是“一顿饭，七分饱”，因为吃得过多反而会影响身体健康。

◎ 查口：饮食过量，特别是吃油腻食物过多，肠胃负担过重，必会口干，这实际上是一种无声的"抗议"，应该引起注意。

此外，如果你觉得自己的腰围正在日渐增粗，以往合身的衣服常有穿不下去的尴尬，很明显这就说明你这一阶段的饮食过量了。

可以通过下面的一个简单测试，来证明自己是否饮食过量。

进食过量自测表

- □ 进食时做其他事情（没有进食意识）
- □ 经常吃零食
- □ 饭后经常吃甜品
- □ 喜欢浓烈的味道
- □ 不吃早餐，只吃午餐或晚餐
- □ 咀嚼食物的次数，每一口约10次以下
- □ 经常带备用食品如饼干等在身边
- □ 经常饮用果汁类饮品
- □ 经常饮酒
- □ 不喜欢吃蔬菜
- □ 喜欢吃煎炸食品
- □ 喜欢吃肉类多过鱼类

"√"的项目越多，就越有进食过量的倾向，患糖尿病、高胆固醇的几率也越高。这时候我们就要注意自己以后的饮食了，防微杜渐，以免对身体造成更大的负担。

饮食过量有哪些危害

随着人们物质生活水平的提高，人们有能力每天都吃自己最爱吃的食物，由于是自己的最爱，所以不知不觉中，食物的摄入量就远远超过了身体的需要，造成饮食过量。饮食过量是一种错误的饮食方式，对身体的危害

极大，长期下去会造成许多的疾病。

危害一：易消化不良

饮食过量，会增加胃肠负担，影响胃肠的蠕动。如果胃肠的收缩、蠕动和协调运动等出现障碍，就会影响食物的消化吸收，产生腹胀、早饱、上腹痛、恶心、呕吐等症状。胃肠动力障碍还会导致食管括约肌松弛，引起胃中的食物反流到食管从而出现烧心、反酸等症状。如果胃与十二指肠的协调性出现障碍则会发生十二指肠内容物反流入胃，破坏胃粘膜，引发炎症甚至溃疡。胃内容物滞留以及十二指肠内容物反流入胃，刺激胃壁产生疼痛，这是消化不良引起上腹疼痛的原因。

危害二：易患胰腺炎

急性胰腺炎是临床上常见的引发急性腹痛的病症，是胰腺中的消化酶发生自身消化的急性化学性炎症。而暴饮暴食和酗酒则是引发这一疾病的一个重要原因。进食大量的高脂肪、高蛋白食物后，患者会反射性地引起胰液分泌增加；如果同时酗酒，无疑是起到了推波助澜的作用。所以，预防急性胰腺炎的发生，切忌暴饮暴食，特别是患有胆道疾病的人需要谨记，应该避免一次进食过量的高脂肪、高蛋白食物，更不要酗酒。需要提醒的是，急性胰腺炎往往不是就餐时马上发生，而是饱餐之后的当晚或第二天才发生。

危害三：导致心血管病

吃得过多往往容易造成营养过剩，营养过剩则造成肥胖，可引起血胆固醇特别是低密度和极低密度脂蛋白胆固醇增高，这类胆固醇容易在动脉壁上沉积，引起动脉粥样硬化，导致冠心病、高血压的发生。另外饱餐，特别是进食过量脂肪，是冠心病患者出现心肌梗死最常见的诱发因素。由于冠心病患者本身存在冠状动脉粥样硬化造成的管腔狭窄和心肌供血不足，在进食过量脂肪后，血脂增高，血液黏稠度增高，加上血流缓慢，血小板容易聚集在一起并贴在血管壁上，这就导致了血栓的形成。饱餐后，胃肠道因为要消化食物，需血、需氧增加，对于原本血管已经狭窄的冠心病患者来说，无疑是雪上加霜。在这种情况下，冠状动脉很容易出现严重缺血，发生心肌梗死症状，严重者甚至会导致猝死。一般说来，老年人都有不同程度的动脉粥样硬化，所以老年人更不宜饱餐，进食以七分饱为好。

危害四：引发老慢支

老慢支主要症状有慢性咳嗽、咳痰、喘息。患有慢性呼吸系统疾病的患者，肺功能会有不同程度的下降，使患者长期处于一种缺氧状态。如果吃得太饱，胃部充盈，就会迫使横膈往上推移，压迫肺部，使肺的扩张能力下降，这样一来，患者就会感到呼吸困难；另一方面，吃得太饱，消化食物需要大量的氧，这无疑也加大了氧的供需矛盾，导致咳嗽、咳痰、气喘及反复呼吸道感染等症状的发生。

健康小锦囊

消化不良患者应避免食用的食物：精制的糖类、面包、蛋糕、通心粉、乳制品、咖啡因、柳橙类水果、番茄、青椒、碳酸饮料、洋芋片、垃圾食物、油炸食物、辛辣食物、红肉、豆类、可乐。

危害五：其他疾病

若晚餐吃得过饱，食物充满了胃肠有限的空间，会对其周围的器官造成压迫，这些器官“被压迫”的信号和消化系统餐后紧张工作的信号一同上传给大脑，使大脑相应部位的细胞活跃起来，渐而影响到大脑皮质的其他部位，诱发各种各样的噩梦，造成疲劳，久而久之，就引起神经衰弱等神经系统疾病；因胃肠蠕动减慢，部分蛋白质不能被消化吸收，在肠道内停留时间延长，在厌氧菌的作用下，产生胺类、氨等有毒物质，增加肝肾的负担和对大脑的毒性刺激。

延伸阅读

饮食过量，孩子容易变“笨”

专家建议说：孩子饮食要定量，饮食过量会影响大脑发育，甚至还会降低孩子的智力。

饮食过量会大大降低大脑的血流量。若一次进食过量或一刻不停地进食，会把人体里的大量血液，包括大脑的血液调集到胃肠道来。而充足的血液供应是孩子发育的前提，如果经常处于缺血状态，其发育必然会受到影响。

饮食过量易造成“肥胖脑”。吃得过饱，尤其是进食过量高脂肪、高营养的食品，摄入的热量大大超过体内消耗的热量，就会使热能转变成脂肪在体内蓄积。若脑组织的脂肪过多，就会引起“肥胖脑”。研究证明，人的智力与大脑沟回皱褶多少、深浅有关，大脑的沟回越明显，皱褶越多，智力水平越高。而“肥胖脑”使沟回紧紧靠在一起，皱褶消失，大脑皮层呈平滑样，而且神经网络的发育也差，所以，智力水平就会降低。

饮食过量会抑制大脑智能区域的生理功能。人的大脑活动方式是兴奋和抑制相互诱导的，即大脑某些部位兴奋了，其相邻部位的一些区域就处于抑制状态，兴奋越加强，周围部位的抑制就越加深，反之亦然。因此，如果主管胃肠道消化的植物神经中枢因贪吃过量食物而长时间兴奋，这就必然引起邻近的语言、思维、记忆、想象等大脑智能区域的抑制。这些区域如经常处于抑制状态，智力会越来越差。

饮食过量还会引发便秘从而伤害大脑。孩子的零食大多以高营养的精细食品为主，吃了容易发生便秘。便秘时，身体的代谢物久积于消化道，经肠道细菌作用后产生大量有害物质，容易经肠吸收，进入血液循环，刺激大脑，使脑神经细胞慢性中毒，影响脑的正常发育。

进食过多还会促使大脑早衰。科学家在一项研究中发现，一种能促使大脑早衰的物质——纤维芽细胞生长因子，会因饮食过量而于饭后增加数万倍，这是一种能促使动脉硬化的物质，因而从长远意义上讲，饮食过量会使孩子的大脑过早衰老。

食物过精对健康无益

我国古代的细粮很少，即使是现代社会，我国的大部分地区也都种植粗粮；即便是南方的江苏、浙江一带也大量种植粗粮。而且至今，粗粮依然是世界上产量最高的粮食作物。

在古代，就有人反对吃细粮，认为吃粗粮能够预防疾病；而到了今天，欧美的营养学家也认识到粗粮的营养价值，但是许多中国人至今不愿意吃粗粮，因为他们认为细粮有营养。

其实不然。细粮中稻米的成分很单纯，主要是淀粉，约占80%，而植物蛋白仅占7%左右。淀粉主要是由支链淀粉和直链淀粉组成，支链淀粉是黏的。支链淀粉在糯米里最多，粳米较少、籼米最少。细粮中的小麦也是高淀粉植物，然而含有较多的植物蛋白，但是产量也不高。过去，我国主要使用小麦粉制造糕点。

但"口福"不是福，食物太精会损害健康，这是自古以来的经验教训。许多中国人自从20世纪60年代开始厌恶粗粮，而把吃细粮当成生活水平提高的象征。细粮中含有大量可被人体吸收的淀粉，而淀粉与白糖、红糖、冰糖、蜂蜜、巧克力一样，是高热量食物，它几乎不含人体必需的蛋白质、维生素等营养成分。

● 多吃细粮会减少唾液的分泌，因此会导致食欲不振。

◎细粮大量消耗人体中的钙。因为细粮的主要成分是淀粉，而淀粉为酸性物质，它会中和体内的碱性物质钙。体内缺钙不仅直接影响孩子的生长发育，使个子长不高，更突出的危害是引起成年人的骨质疏松及佝偻病。

◎细粮是温性食物，多吃细粮容易使人患各种化脓性疾病。例如痤疮、扁桃体炎等。

◎多吃细粮，容易使人情绪不稳定而爱哭闹，易冲动，睡眠差，注意力不集中。

◎多吃细粮，容易使人肥胖，得糖尿病、动脉硬化病、心肌梗塞、脑血栓等疾病。

◎许多研究人员在分析细粮的消耗量与癌症的发生率之后，肯定地指出两者呈正比。也就是说，吃细粮容易引发癌症，这是因为高热量的饮食与癌症的发生呈正相关。

食物过精危害之广、影响之深令人震惊，所以在饮食过程中要讲究粗细搭配，平衡饮食。粗细粮搭配十分重要，“细”不能少，“粗”更要搭配好。粗粮虽然有利于健康，但是长期食用会使人体的蛋白质补充受阻，脂肪摄入量不足，微量元素缺乏，因而造成骨骼、心脏、血液等脏器、组织功能的损害，降低人体免疫抗病的能力。

◎ 健康小锦囊

科学的吃法是粗细搭配，一般粗细搭配的比例为粗粮 1 份加 3 份或 4 份细粮。这样既能发挥粗粮的功效，又能避免粗粮进食过多而产生不良反应。

延伸阅读

粗细搭配益健康

“粗粮”是相对于稻米、小麦、白面等“细粮”而言的一种称呼，主要是指包括玉米、高粱、小米、荞麦、燕麦、莜麦、薯类及各种豆类等在内的产品。

粗粮的营养价值

我们知道不同品种的粮食，营养价值也不尽相同：燕麦富含蛋白质；小米富含色氨酸、胡萝卜素；豆类富含优质蛋白；高粱脂肪酸含量高，还含有丰富的铁元素；薯类含胡萝卜素和维生素C。

防病。众多粗粮不仅营养丰富，而且还具有药性，如：玉米被公认为是世界上的“黄金作物”，它的纤维素要比精米、精面粉高4—10倍。而纤维素可加速肠部蠕动，可排除大肠癌的因子，降低胆固醇吸收，预防冠心病。绿豆味甘性寒，有利尿消肿、中和解毒和清凉解渴的作用；荞麦含有其他谷物所不具有的“叶绿素”和“芦丁”。荞麦中的维生素B1、B2比小麦多两倍，烟酸是小麦的3—4倍。荞麦中所含烟酸和芦丁都是治疗高血压的药物。经常食用荞麦对糖尿病也有一定疗效。

新鲜的糙米又比精米对健康更为有利，因粮食加工得愈精，维生素、蛋白质、纤维素损失愈多。粗粮中的膳食纤维，虽然不能被人体消化利用，但能通肠化气，清理废物，促进食物残渣尽早排出体外。

减肥。粗粮还有减肥的功效，如玉米。玉米中含有大量镁，镁可加强肠壁蠕动，促进食物的消化，加快机体废物的排泄，对于减肥非常有利。玉米成熟时的花穗玉米须，有利尿作用，也对减肥有利。我们可以把玉米煮汤当茶饮，也可把玉米制作成玉米糕、玉米饼等。膨化后的玉米花体积很大，食后可消除人的饥饿感，但食后含热量非常低，是减肥的绿色食品。

多吃粗粮有利于避免肥胖和糖尿病等慢性疾病，与细粮相比，粗粮更有利于防治高血糖。在主食摄入一定的前提下，每天食用85克的全谷食品能降低某些相关疾病的发病风险，可以帮助控制体重。因此，建议每天最好能吃50克以上的粗粮。

粗细搭配的食用方法

粗粮显然已经是现在社会的一种时尚食物，但由于粗粮的口感较差，吸收不好,要想让胃能更好地吸收粗粮,一定要讲究粗粮的饮食方法。

俗话说“五谷为养、五果为助、五畜为益、五菜为充”,粗细搭配可以使各种营养素相互补充,比单吃一种食物的营养价值高。在保证多样化的前提下,可以有意识地多吃些粗粮。粗粮因为加工简单,保存了诸多细粮中没有的营养元素,如碳水化合物含量低,膳食纤维多,富含B族维生素等。但对于一些消化功能弱的人来说,粗粮摄入过多还会引起消化不良,所以要和细粮搭配食用。粗粮内的赖氨基酸含量较少,可以与牛奶等副食搭配补其不足,或者将粗粮熬粥与细粮混吃。吃煮、炒的黄豆,蛋白质的吸收消化率远远没有加工成豆腐吸收率高。粗细混吃(如八宝粥、混合面馒头等),改变食物花样,还可使食物中蛋白质的成分互补,提高营养价值,增进食欲。另外,粗粮加工前提前浸泡,缩短烹饪时间,改变口感,更容易吸收和消化。同时,粗粮中的纤维素需要充足的水分来促进肠道吸收,所以吃完粗粮后应多喝水。

常见的粗细搭配食物:

◎ 荞麦面条。荞麦面与面粉混合加工成的面条。

◎ 小米绿豆粥。小米和绿豆放在一起煮粥,还可以放少量花生。

◎ 八宝粥。不同地区由于口味不同,八宝粥的用料也略有差异。有的添加珍珠米、薏仁米、麦仁、黑米,有的还放白果、百合、莲子、桂圆、绿豆、花豆等,再配以蜜饯食品。

◎ 玉米糕。面粉加上玉米粉可以蒸成玉米糕。

◎ 玉米饼。与适量黄豆粉混合蒸成窝头。

◎ 大小米粥。把小米和大米放在一起煮粥。

油炸食物莫贪吃

食物经过油炸后,改进了其色、香、味,使人食欲大增,难怪许多人将油炸食物当做美味,偏好有加。春卷、油条、炸鱼、炸虾、炸鸡腿等,都是饭店、餐厅、食堂甚至家庭餐桌上的常备菜。大排档、夜市上更少不了支上油锅,无论是鱼、肉、豆腐、土豆、薯条,还是苹果、香蕉都可入锅一炸。但是从健康方面来看,不宜长期过多食用油炸类食品。油炸类食品不但营养价值很低,其中含有的有毒有害物质也会给人体健康带来很大的危害。

营养损失

经过高温加热后,食用油中的有益营养成分会遭到不同程度的破坏,且随着油温的升高和煎炸时间的延长,营养成分被破坏的程度更加明显;被炸食物中的许多营养素也会因高温等因素遭受严重破坏,故过多食用油炸食物会使人发生营养失衡。

难以消化

食物经油炸后,表面被大量的油脂包裹,而胃肠消化油脂的难度比较大,所以,过多食用油炸食物后,会使人感到腹部饱胀不适,尤其是肝、胆、胰腺、胃肠道功能较差的人,可能因此而诱发或加重某些疾病。一些平常较易消化的食物也可因高温的作用发生变性,使得难以消化。故过多食用油炸食物不仅加重消化道的负担，而且降低了食物的消化吸收率。因此，胃肠功能不佳者最好不要选择油炸食物，特别是糖尿病病人应少吃或不吃油炸食物。

容易致癌

食用油经高温加热后分子结构发生变化，如不饱和脂肪酸下降，部分脂肪酸变为反式结构；如果使用的是氢化油，则在煎炸前油的分子结构就已经改变了，产生的聚合物——二聚体、三聚体，毒性较强。大部分油炸、烤制食品，尤其是炸薯条中含有高浓度的丙烯酰胺，俗称丙毒，是一种强致癌物质。已经有研究表明，常吃油炸食物的人，其癌症的发病率远远高于不吃或极少进食油炸食物的人群。

易患肥胖

原本不含或含脂肪极少的食物经油炸后，其脂肪成倍地增加。例如同为面条，每100克普通面条脂肪含量仅为0.7克，而方便面（经油炸后）则为普通面条的30倍，每100克的脂肪含量为21.1克；又如100克富强粉含脂肪为1.1克，制作成油条后脂肪含量增至25.9克，制作成油饼后脂肪含量可增至40克。脂肪是高热能的食物，虽然难以消化，但吸收率高，过多摄入必然导致热量过剩。如果不通过增加运动来消耗过剩的热量，日积月累，体重必然大量增加，造成肥胖。肥胖则导致心、脑血管疾病和高血压、血脂紊乱、糖尿病、痛风及某些癌症的发生几率大大增加，也使已有的糖尿病变得更加难以控制。

> **健康小锦囊**
>
> 对于非常喜欢吃油炸食物的人来说，一定要严格控制油温，火不要烧得过旺，最好控制在150℃左右。如油温超过200℃，则煎炸时间不要超过2分钟。

总之，油炸食物虽好吃，但贪食对健康有害无益。要避免油炸类食品中含有的有毒有害物质,最重要的是改进食物烹调方法和饮食习惯。不要把煎炸的食品长时间放在阳光下曝晒,曝晒时间越长,食品中的致癌物质就越多;煎炸食品一次不能烹调完的,也不宜久贮,应及时处理。此外还要多吃蔬菜和水果,保持人体的各营养素的均衡。

延伸阅读

哺乳期不宜吃的食物

母乳是婴儿生长发育的最理想食品,因此妈妈的饮食直接关系到母亲与婴儿双方的健康,所以,妈妈在哺乳期必须高度戒备,下面列出的食物应少吃或者禁吃。

油炸、脂肪高的食物

这类食物脂肪含量高,不易消化,且热量偏高,应酌量摄取。

寒凉回奶食物

- **肉类**。猪心、鸭肉、鱿鱼等甘凉的肉食,会减少生乳,哺乳妈妈最好不要吃。
- **蔬菜**。马齿苋、芹菜、黄瓜、冬瓜、苦瓜、菜瓜、竹笋等,性寒凉,会引起哺乳妈妈肠胃不适或回乳,宝宝月龄小的妈妈更不要吃。
- **水果**。梨、西瓜、柑橘等水果性寒凉,产后体虚未出月子的妈妈不宜吃。
- **其他**。韭菜、麦芽汁等食物有回奶的作用,最好不要吃。使宝宝过敏的食物,如橙子、洋葱等会使宝宝拉肚子、胀气。另外,妈妈还要多观察宝宝皮肤上是否出现红疹,避免摄入使宝宝过敏的食物。

刺激性的食物

产后饮食宜清淡,不要吃那些刺激性的食品,包括:辛辣的调味料、辣椒、酒、咖啡及香烟等。

◎ **酒**。一般而言，少量的酒可促进乳汁分泌，对婴儿亦无影响；饮酒过量，则会抑制乳汁分泌，也会影响子宫收缩，故应酌量少饮或不饮。

◎ **咖啡**。会使人体的中枢神经兴奋。1 杯 150 毫升的咖啡，即含有 100 毫升的咖啡因，正常人 1 天最好都不要超过 3 杯。虽无证据表明它对婴儿有害，但对哺乳的妈妈来说，应有所节制地饮用或停饮。

◎ **太过刺激的调味料**。如辣椒等物，哺乳妈妈应加以节制。

香烟和烟草

若哺乳妈妈在喂奶期间吸烟的话，烟中的有害物质尼古丁则会很快出现在乳汁当中被宝宝吸收。研究显示，尼古丁对宝宝的呼吸道有不良影响，因此，哺乳妈妈最好能戒烟，并避免吸入“二手烟”。

药物

对哺乳妈妈来说，虽然大部分药物在一般剂量下，都不会让宝宝受到影响，但仍建议哺乳妈妈在自行服药前，要主动告诉医生自己正在哺乳的情况，以便医生开出适合服用的药物，并选择持续时间较短的药物，达到通过乳汁的药量最少。

另外，妈妈如果在喂了宝宝母乳后服药，应在乳汁内药的浓度达到最低时再喂宝宝，这样宝宝才会更加安全。

嗜甜食的恶果

甜食对于我们来说始终是作为一种"死亡诱惑"而存在。世界卫生组织(WHO)调查了20多个国家人口的死亡原因,得出一个惊人结论:嗜糖之害,甚于吸烟,长期食用含糖量高的食物会使人的寿命明显缩短,并提出了"戒糖"的口号。但是,近年来吃糖的危害并没有被人们认识到,特别是中国,糖的消耗量仍居高不下。

几乎在所有的甜味食品中,都含有用白糖或糖浆做成的甜味剂。所以,对于一些喜欢吃甜点、饼干、零食、饮料的孩子和年轻女性来说,每天摄入100克以上的糖是一件很普遍的事情。但营养学家们推荐的每日摄入糖总量大约为30—40克,即不要超过每日摄入总碳水化合物的10%。

对儿童的危害

儿童嗜糖会带来很多的危害,比如易患龋齿、引起儿童厌食、降低营养吸收、削弱免疫力、影响大脑功能等。营养专家解释说,过多食糖会打乱体液的酸碱平衡,改变血液中的PH,使神经系统处于抵制状态。轻者疲倦困乏,对周围事物缺乏兴趣;重者思维迟钝,注意力涣散,迷迷糊糊,昏昏欲睡,影响学习。

吃糖过多易导致骨折,经常吃糖还会造成维生素缺乏、缺钙、缺钾等营养问题。日本营养学家认为，儿童吃甜食过多是造成骨折率上升的重要原因；美国营养学家也曾指出，爱吃甜食的孩子骨折率较高。

幼儿吃糖过多会使血液中甘油三酯升高，因此过早出现动脉硬化的症状。有研究表明，动脉硬化的早期阶段在10岁左右的儿童中出现，而3岁幼儿的主动脉就有了脂肪层。过多的糖在幼儿体内消耗不了，转化为脂肪贮存在皮下，使幼儿肥胖。但由于其他营养素摄入不足，所以幼儿发育不好，营养不良，虚胖，肌肉松懈无力。因此，家长一定要控制幼儿的饮食，不要让他们过多食用糖分高的食物。

对女性的危害

许多女性都喜欢吃甜食，但是在甜蜜之中隐藏着对身体健康的威胁。医学研究表明，经常过量食糖的女生易患7种病态：引起视神经炎、头发变白、胆结石、阴道炎，引起高血压，造成肥胖和因骨骼脱钙而引起骨质疏松症。

> **健康小锦囊**
>
> 为避免长期食糖导致一系列危害，应尽量少吃甜食，把每天食用甜食的量保持在一个最低限度。

女性不宜过多食用甜食，以免使血液中葡萄糖浓度过高，引起高脂血症、动脉硬化、肥胖症、高血压病、冠心病、糖尿病和骨质疏松等疾病，从而危及健康。世界卫生组织曾指出：长期食用高糖食物的人，其平均寿命比正常饮食的人缩短10—20年。长期食糖过量，还会加速细胞的老化，使人体适应环境的能力降低，头发变黄变白。糖留在口腔内，细菌就会大量繁殖而形成一些有机酸和酶，直接破坏牙齿，使牙齿脱钙、腐蚀，形成龋齿。因此中老年女性不宜多吃甜食。

延伸阅读

什么情况下应该吃甜食

运动前

人体在运动过程中，会消耗大量体能，而运动前又不宜饱餐，这时，适量吃些甜食可满足人体运动时所需的一定的能量。

过于疲劳或饥饿时

这时体内热能失去过多，人体虚弱，吃些甜食，其中糖可比一般食物更快地被血液吸收，迅速补充体能。

头晕恶心时

这时饮糖分高的水，可提高血糖，增强抗病能力。

糖尿病低血糖时

由于过分控制糖分摄取而出现低血糖导致的休克症状时，饮糖水或者其他甜性的饮料，可使患者度过危机。

呕吐或腹泻时

这时病人肠胃功能紊乱，有脱水症状，如喝一些盐糖水，有利于肠胃功能的恢复。

腌制食品要适量

腌菜、咸菜、泡菜是中国、日本、朝鲜的传统食品，腊肉也是很多国家的特色风味。作为传统食品，腌制类食品以其耐储藏，可以调节胃口，增加食欲，长期以来深受人们欢迎，成为普通百姓家庭餐桌上的常备菜。有些人甚至长期食用腌制食品，并形成了一种习惯。

腌制类食品是指畜禽鱼肉经过熏烤腌制、豆制品和蔬菜瓜果经过腌制发酵而制成的食品，如咸菜、咸鱼、咸蛋、咸肉等，其被世界卫生组织评为全球十大垃圾食品之一。原因是大量食用腌制类食品会引发各类疾病。

健康小锦囊

人们在腌制食品时应注意，在食品的腌制过程中也会产生大量的致癌物质亚硝胺，使鼻咽癌等恶性肿瘤的发病风险提高。

易造成人体维生素 C 缺乏和结石

腌制蔬菜的过程中，会大量破坏维生素 C，长期过量食用腌菜，会导致人体维生素 C 缺乏。因此，适当吃点腌菜可以增加食欲，调节胃口，但若嗜食成癖，经常食用，就容易引起各种疾病。

另外，腌制的酸菜中含有较多的草酸和钙，食用后会被大量吸收，在肠道内形成草酸钙不易被排出体外，草酸钙就会结晶沉积在泌尿系统，形成结石。

含有致癌物质——亚硝酸胺

腌制类食品应限制摄入量的原因是在加工过程中会加入很多盐，而盐分中含有亚硝酸盐、硝酸盐等杂质，可能产生如亚硝酸胺等有害物质。在腌制的过程中，如果加入的食盐量少于15%，蔬菜中的硝酸盐可能被微生物还原成亚硝酸盐。腌菜如果腌制不好，食品中的硝酸盐和亚硝酸盐，可与肉中的二级胺合成亚硝酸胺，它是导致胃癌的直接原因。香肠、腌制火腿为了发色、增香、防腐等需要，人为加入亚硝酸盐，也增加了产生亚硝酸胺的可能性。人若进食了含有亚硝酸盐的腌制品后，会引起中毒。其症状为皮肤粘膜呈青紫色，口唇和指甲床发青，重者还会伴有头晕、头痛、心率加快等症状，甚至昏迷。所以我们要严格控制亚硝酸胺的摄取量。

影响黏膜系统，对肠胃肾脏有害

腌制食品的过程中大量放盐，会导致此类食物钠盐含量超标，经常进食会造成肾脏的负担加重，增加发生高血压的风险。此外，盐分浓度高还会严重损害胃肠道黏膜，经常进食腌制类食品，胃肠炎症和溃疡的发病率较高。

延伸阅读

怎样减少腌制食品对身体的危害

腌制食品虽然对健康有诸多危害，但因其独特的风味，依然成为人们餐桌上一道不可或缺的食品。其实，采取一些正确的食用方法，在享受美味的同时，能够最大限度地保留其营养，降低其危害。

◎ **控制每天的摄入量。** 食用量的降低必然导致硝酸盐、亚硝酸盐摄入的减少，只要将摄入量控制在一定范围内，对健康不会产生危害或危害可忽略不计。

◎ **腌制时间和盐量控制。** 在加盐量低于12%，气温高于20℃时，亚硝酸盐含量往往在7—8天达到高峰，腌制20天后降到最低。若气温较低，亚硝酸盐含量的上升下降曲线则延迟一至两周。一般腌制食品加盐量需在15%以上，以抑制微生物的活动。选择在亚硝酸盐含量降到最低时食用。

◎ **服用含维生素C丰富的食物或维生素制剂。** 维生素C能使亚硝酸盐被还原生成氧化氮，使硝酸盐离子浓度降低，阻断胺的亚硝化作用，即阻止致癌物亚硝胺的生成。

此外，维生素E、维生素A、大蒜素均可抵制亚硝胺的合成。吃腌制食品的同时可多食用一些大蒜、茶叶、猕猴桃、沙棘果汁、橙汁等饮料或食物。

◎ **烹调前先水煮，并把汤倒掉。** 水煮可使部分亚硝酸盐随水流失。并且尽量避免用煎、炸、烤等烹饪方法烹制腌制食品。

罐头类食品安全吗

罐头食品以其食用方便、美味，日益受到那些生活节奏快的消费者的认可，而且罐头食品在极地考察中，在旅游活动中，在宇宙航行中，在家庭生活中，处处都是不可缺少的物品，它能长时间存放而不会变质。近年来，以肉类罐头、鱼类罐头、水果罐头为核心的罐头产品很受欢迎。

然而，世界卫生组织却将罐头食品列入“垃圾食品”之列，是什么原因让罐头食品成为“垃圾食品”的呢？

罐头食品成为“垃圾食品”的证据：

破坏氨基酸，使蛋白质变性

肉中含有人体必需的氨基酸，高温加热肉制食品，特别是在121℃下长时间加热时，氨基酸会遭到严重破坏。而肉类罐头都采用121℃的高温高压加热方式进行灭菌。另外，罐头制品中的蛋白质常常出现变性，大大降低了人体的消化吸收率，营养价值大幅度缩水。

破坏维生素

水果蔬菜类罐头、肉类罐头中的维生素都遭到大量破坏。研究数据表明，在对罐头进行加工时，肉中的维生素包括维生素B1、维生素B2、维生素B5、维生素B6、叶酸等，会受到一定的损失。特别是维生素B1，遇热很容易受到破坏，可损失15%—25%，维生素B2可损失10%，维生素B5可损失20%—30%。水果蔬菜罐头中的维生素C几乎全被破坏。

高糖分使胰腺负荷加重

很多水果类罐头都添加了大量的糖，这是为了增加口感。但这些糖进入人体后，由于能量较高，会导致肥胖。同时，可在短时间内使血糖大幅度升高，胰腺负荷加重。另外，研究还发现，糖还会改变蛋白质的分子结构，从而影响身体免疫力。

孕妇不宜食用过多的罐头食品

很多孕妇为了图方便，会吃一些罐头。理由其实也很简单，罐头种类五花八门，有鱼类、肉类、水果类、蔬菜类等。但是，从健康角度来说，食用大量的罐头食品对孕妇并无好处。

◎ 添加剂、防腐剂。罐头类食品为了使其色佳味美，加入了一定量的人工合成色素、香精、甜味剂等食品添加剂。另外，为延长保存期，几乎所有的罐头食品均加入了防腐剂，虽然对人体的健康影响有限，但过多食用也会在体内蓄积，带来各种副作用，对于孕妇、胎儿的发育非常不利。在胎儿器官的形成阶段，胎儿对有毒物质的解毒功能还未健全，很容易受到伤害。同时，母体摄入较多防腐剂后，体内各种代谢过程和酶的活性都会受到影响，从而波及胎儿。

> **◎ 健康小锦囊**
>
> 罐头类食品大部分还是采用焊锡封口，由于焊条中的铅含量较高，在储存过程中可污染食品。小儿消化道的通透性较大，这些添加剂和重金属均可被吸收，并影响小儿健康。因此幼儿不宜进食罐头类食品。

◎ 营养损失大。罐头食品在生产过程中由于要高热蒸煮杀菌，使水果类、蔬菜类罐头的营养成分损失很大。

◎ 盐分含量高。有很多罐头食品为防止腐烂，添加了很多盐类，怀孕后期吃太多可能会加重水肿。因此,孕妇在补充营养时,还是以多吃新鲜天然食品来补充营养素为好。

延伸阅读

如何选购罐头食品

一般食物如蔬菜、水果、肉、鱼等都可以制成罐头,罐头食品主要是将食品置入空罐中,经过脱气、密封后,再加热杀菌以达到保藏的目的,所以杀菌或密封过程不完全时,罐头食品容易败坏而不能食用。我们选购罐头食品时,究竟应该注意哪些事项呢?

生产日期和保质期限

生产日期并不是唯一用来判断罐头品质好坏的指针,因为罐头的品质与贮存期间的各种环境因素也有很大关系。但是一般封罐情形较好的罐头可保存一至二年。有些罐头还会标明食用期限,如果是已经过期或没有标示清楚的罐头,千万不要购买。

是否有生锈或刮痕?

罐头生锈可能造成罐头穿孔,微生物很容易进入,使食物腐败。有刮痕、罐身接缝歪曲或重凹罐的罐头,可能是在搬运或贮存时,碰撞擦伤的,为确保品质的安全,这类罐头最好不要购买。

罐头封口是否很紧密?有没有汁液溢出?

拿起罐头,轻轻摇一摇,如果有汁液溢出,则表示封口不紧密。封口不紧密,微生物很容易进出,使内容物被污染,这类罐头也不要购买。

罐型是否正常?

如果在选购罐头食品时,发现有膨胀、弹性罐或凹罐情况,就不要购买,因为这类罐头的内容物,可能已经产生化学变化,而不能再食用。

汽水类饮品贪喝无益

百事可乐、可口可乐等碳酸饮料巨头近几年在欧洲和美国本土先后遭遇了法律禁令。在欧洲，禁止对12岁以下儿童宣传碳酸饮料；在美国，对校园自动售货机里的汽水实行限额销售，这一现象说明什么问题呢？

汽水类碳酸饮料以其风味独特、清爽消暑，深受人们喜爱。其实常喝碳酸饮料对人体有很大的副作用，是导致骨质疏松、糖尿病、肠胃功能紊乱、儿童龋齿、食道癌等多种疾病的一大隐患。

导致骨质疏松

汽水等饮料中一般含有少量的磷酸，而磷酸会降低人体对钙的吸收。钙的缺失，对于处在生长过程中的青少年的身体成长损害非常大。缺钙无疑意味着骨骼生长缓慢、骨质疏松，有资料显示，经常喝碳酸饮料的青少年产生骨折的危险是其他青少年的3倍。正值生长发育期的儿童与青少年，需要充分的钙质，使骨骼正常生长发育，维持良好的骨骼新陈代谢，并使骨骼密度达到最佳状况，所以更不宜饮用过多的碳酸饮料。另外，磷酸还会阻碍铁质的吸收，铁是制造血液的主要材料之一，一旦铁质不够，会引起缺铁性贫血。正在快速生长发育的孩子们，也正需要足够的铁质来快速造血。尤其是青春期少女，铁的需要量更高，因为每个月的月经，会固定损失大量铁质,所以爱喝碳酸饮料的女孩,更容易发生缺铁性贫血。

增加肾脏负担

碳酸饮料的主要成分为香料、色素、碳酸水及糖等。它不含维生素,也不含矿物质。除热量外,几乎没有什么营养成分。人体吸收了过多的糖分会给肾脏带来很大的负担,这是引起糖尿病的一大隐患,其产生的大量热量,也是引发肥胖症的原因。

抑制人体有益菌,影响消化

碳酸饮料消暑解渴的原因在于:碳酸饮料中含有大量的二氧化碳,饮用时,由于温度增高,使二氧化碳汽化,产生刺激感并带走人体热量,所以给饮用者以清凉感。足量的二氧化碳在饮料中能杀菌、抑菌,还能通过汽化带走体内热量。不过,如果碳酸饮料喝得太多会影响消化。因为二氧化碳抑制饮料中的细菌,也抑制人体内的有益菌,使消化系统功能遭受到破坏。

腐蚀牙齿

根据英国科学家的最新发现,饮用碳酸饮料是腐蚀儿童、青少年牙齿的重要原因之一。由于儿童的乳牙和年轻恒牙的钙化程度较低,没有成人牙齿钙化程度好,再加上他们对牙齿保健意识不强,常常忽略牙齿的清洁,这就导致孩子牙齿龋坏的概率增加。

健康小锦囊

专家建议,如果儿童一定要喝碳酸饮料,可以用吸管,这样可以减少饮料和牙齿接触的时间。喝完后用清水漱口再刷牙,有助于儿童预防龋病。

食道癌概率增加

研究人员发现,碳酸饮料的过量饮用与食道癌的发生有密切的关系。全世界碳酸饮料人均消费量超过70升的国家,患食道癌的人数比其他国家要多很多。因为碳酸饮料使胃扩张,这样会导致与食道癌有关的食物反流。

食用添加剂影响肠胃的正常消化

碳酸饮料一般选择人工合成的甜味剂作为食品添加剂,但只能提供甜味,不参与人体的新陈代谢,没有任何营养价值。人体摄入过量的人工合成甜味剂,会降低小肠的吸收能力,使食欲减退,影响胃肠道消化酶的正常分泌,短时间内大量摄入还会导致急性中毒。

延伸阅读

喝汽水饮料的几个小问题

为什么会打嗝,鼻子会发酸

喝汽水时,二氧化碳随汽水进入肠胃。但肠胃不能吸收二氧化碳,肚子里的温度又比汽水高,二氧化碳的溶解度减小,便从口腔中蜂拥而出。所以喝完汽水后,常要打"嗝"。打"嗝"时还会感到鼻子发酸,这是因为二氧化碳遇到鼻粘膜生成碳酸,碳酸对鼻子产生了刺激作用。

喝汽水能消暑解渴吗

二氧化碳从体内排出时,可以带走一些热量,因此喝汽水能解热消渴。二氧化碳对胃壁有刺激作用,能加快胃液分泌,帮助消化。

盛夏酷暑,人们都喜欢饮用冰镇汽水。这不仅是因为冰镇汽水温度较低,喝起来更觉清凉爽口,还因为冰镇汽水溶有较多的二氧化碳。打开瓶盖时,跑掉的二氧化碳较少,喝进肚里能跑出更多的二氧化碳,带走更多的热量。

饮用汽水要适量

汽水虽然能消暑解渴,但不能一次喝得太多,否则就会冲淡胃液,降低胃液的消化能力和杀菌作用,影响食欲。大量饮用冰镇汽水,由于对肠胃强烈的冷刺激,可能引起腹痛,甚至诱发肠胃炎。

莫用健康换口福——烧烤类食品

烧烤类食品气香味美，颇受人们青睐。这类食品如果在酒桌上品尝助兴，少量食用并无多大问题，如果经常贪食则对健康不利。特别是少年儿童由于肝脏的解毒功能差，身体抵抗力弱，受害更大。据美国的一家研究中心的报告，吃一个烤鸡腿就等同于吸60支烟的毒性。世界卫生组织称：吃烧烤类食品的危害等同吸烟。

烧烤类食品的六大危害：

隐藏着致癌物质

烧烤类食品中一般含有一种强致癌物——苯并芘，由于肉直接在火上进行高温烧烤，被分解的脂肪滴在炭火上，再与肉里蛋白质结合，就会产生这种致癌物质。这种物质是在烧烤食品时产生的，经常食用会在体内蓄积，能诱发胃癌、肠癌等多种恶性肿瘤的发生。而常吃烧烤的女性，患乳腺癌的危险性要比不吃烧烤食品的女性高出2倍。同时，在烧烤类食品中还含有一种致癌物——亚硝胺，亚硝胺的产生主要是因为肉类在烧烤前都要腌制，如果腌制时间过长，则容易产生此物质。

容易感染寄生虫

烧烤类物质是在高温下烤制的，但为了保持鲜嫩的味道，往往烤得半生不熟，外焦里嫩，里面的肉还没有熟透，而如果肉的来源不合格，肉内往往就会含有某些寄生虫，如果食用这些不熟而且含有寄生虫的烤肉，就很容易感染寄生虫，甚至有患脑囊虫病的危险。

损伤消化道

烧烤类食物的性质偏向燥热，加之辣椒、孜然、胡椒等多种属于热性的食材调味品的使用，大大刺激胃肠道的蠕动及消化液的分泌，有可能损伤消化道黏膜，还会影响体质的平衡，使人上火。

降低了蛋白质的利用率

在烧烤食物的过程中，肉类会散发出诱人的芳香气味，可是随着香味的散发，维生素遭到破坏，蛋白质发生变性，氨基酸也同样遭到破坏，严重影响维生素、蛋白质、氨基酸的摄入。因此，长期食用烧烤类食物会影响上述物质的利用度。

影响视力

食用过多烧煮、熏烤太过的蛋白质类食物，如烤羊肉串、烤鱼串等，将严重影响青少年的视力，导致眼睛近视。

妇女经常吃烧烤类食品会增加患卵巢癌、乳腺癌的危险性

中国卫生部门的研究发现，有吃油炸食物习惯的妇女比一周吃一次的妇女患病率高出 3 倍，比 1 个月吃一次的妇女高出 5 倍。

既然烧烤类食品有这么多危害，是否就要一点不吃呢？其实也不要过分担心，在健康和口福之间我们只要把握好一个度，还是可以享受美味的。这个度就是要少吃，因为人体本身有解毒的功能，适当的少吃一点这些食品，其

健康小锦囊

儿童也不宜吃烧烤类食物，因为贪食这些油腻食物后稍微受凉，很容易引起腹痛、腹泻，甚至发生食物中毒。

中的有害物质会被人体肝脏分解而难以蓄积。所以也不必对这些食品谈之色变。

最后还是奉劝爱吃油炸烧烤类食品的朋友,莫用健康换口福!

延伸阅读

烧烤美味背后隐藏着的卫生问题

烧烤可能是人类最原始的烹调方式,但仍以其味美吸引着人数众多的食客。虽然如此,烧烤美味背后隐藏的卫生问题应该引起爱吃烧烤食物的消费者的注意。

卫生行政许可问题

据有关卫生部门调查显示,在被调查的烧烤食品业户中,无卫生许可证的户数和无健康证的人数均超过被调查总户数和总人数的50%,68%的经营场所无上下水道,清洗用水反复使用,无洗涤、消毒设施;很多经营者仅靠一个炉子、几把椅子、几张桌子进行经营。现场询问食品从业人员的卫生知识,能基本了解和回答的不到1/10。大部分经营者,把肉串等生食品与火腿肠、馒头等熟食品混放在一起;有的成品与半成品混放;海鲜与肉类杂乱地放在冰箱内;切生、熟食品的刀和砧板不分;盛放生、熟食品的容器不分。

环境污染问题

烧烤食品店的室内油烟弥漫,加上排风换气不通畅,空气污浊。另外室外烧烤因所用燃料不同容易导致不完全燃烧,使人们倍受烟熏火烤,污染大气环境。露天烧烤的主要燃料是木柴、煤炭、谷糠、秸草、液化石油气等不完全燃烧产物,其中含致癌物质苯并芘。此外,煤和铁钎在燃烧时还含有天然铀和其他放射性物质,这些放射性物质不断放射出有害射线,随着食物、饮水、呼吸等途径进入人体后，造成人体辐射损伤。木炭、谷糠、秸草、液化石油气等烟火均可产生苯并芘。

食物原料不合格，容易感染中毒

烧烤食物的主料是猪肉、鱼肉、羊肉、鸡肉、牛肉及其内脏，还有海鲜、蔬菜、豆制品等。据某市统计，露天烧烤70%以上的主料是不符合食品卫生要求的。为了降低成本，一些不法经营者经常用未经检疫的廉价肉类甚至病死肉来从事烧烤经营，不法商贩制造劣质烧烤肉串的现象十分普遍。为了使变质的牛肉或猪肉带有羊肉的味道，他们会把切碎的牛肉或猪肉用羊油和一些调料浸泡。由于露天烧烤大多在夜晚经营，消费者看不清；烧烤中混合调料多（如辣椒、孜然、酱），消费者闻不到；经过炭火一烧烤，即使腐烂的肉也能挥发出所谓"香气"。为了保持烧烤中的肉味鲜美，相当一部分"黑心"烧烤业主添加过量嫩肉粉，嫩肉粉中一般都含有亚硝酸盐。嫩肉粉食用过量以后会引起亚硝酸盐中毒，亚硝酸盐还有使胎儿畸形以及与体内的胺类结合后致癌的可能。肉串烤得太嫩，外熟内生，吃后易患布鲁氏菌病（主要表现是发热，伴有关节肌肉疼痛、乏力、多汗）。烧烤食物外焦里嫩，有的肉里面还没有熟透，甚至有时还是生肉，若尚未烤熟的生肉是不合格的肉，食者可能会感染上寄生虫，埋下了罹患脑囊虫病的隐患。

方便面不"方便"

最近,网上流行着对单身饮食的概括:平时以方便面为主食,偶尔想改变一下生活时买盒装方便面,高兴时尝试各种不同口味的方便面,生气时用拳头把方便面砸碎再煮……方便面成了单身一族的饮食全部,在单调而又不失潇洒的背后其实隐藏着一个巨大的陷阱。

营养不均衡

方便面属于高脂、高盐、低矿物质、低维生素类食物,并不具备较全面的营养素,如人体所需的脂肪、蛋白质、维生素、矿物质和水等。方便面的主要成分是少量味精、食盐、碳水化合物和调味品。其调味品,如鸡肉、鸡肉汁、虾汁中的鸡肉、鸡肉汁、虾肉的含量很少,而且缺乏蔬菜,远远满足不了我们每天所需要的营养量。

据营养学家调查,长期食用方便面的人群有16%的人缺锌,20%的人因缺乏维生素A而患眼疾,23%的人缺维生素B2(核黄素),54%的人患缺铁性贫血,60%的人营养不良。另外,方便面中含有一定的"人造脂肪",对心血管有相当大的负面影响。

油脂过氧化

现在尽管很多方便面都对外宣传不是油炸的,但多少都会含有食用油。虽然方便面经干燥后密封包装，但由于塑料薄膜上的微空仍有一定的透气性，导致不能与空气完全隔绝，放置的时间一长，方便面中的油脂就会被空气氧化分解，生成有毒的醛类过氧化物。酸价和过氧化值是方便面重要的卫生指标，如酸价不合格，说明方便面中的油脂已经氧化变质，不但会影响人体的消化吸收，而且口味和营养价值大打折扣；过氧化值严重超标的方便面，吃了能引起呕吐、腹泻等症状。

污染变质

方便面本身具有耐存储的特点，但是人们总是过高地估计其保质程度，认为方便面不会有变质问题。其实，如果方便面的包装破裂或者封闭不严、存放时间过长，也有被细菌、毒物污染的可能，还会加速方便面氧化变质的速度。人们食用了变质的方便面，可能会得急性肠胃炎等疾病。

食品添加剂

◎ 食盐。盐摄入过多易患高血压，且加重肾脏负担，而方便面含盐量明显偏高。世界卫生组织建议，每天食盐量应不超过6克，而一包方便面约含盐6克，已经达到这个数字了。

◎ 磷酸盐。磷酸盐可以改善方便面的味道。但是，摄磷过多会使体内的钙无法充分利用，并使钙质加速排出，容易引起牙齿脱落、骨骼变形、骨质疏松，甚至骨折。

> **◎ 健康小锦囊**
>
> 吃方便面时最好用煮的方法。煮好后把汤倒掉，再兑上开水或别的汤，最好不要把调味品全部放入，只要放一半，再添加些许较为健康的调味品，不但风味更佳，也吃得更安全。

◎ 油脂。油炸方便面可减少面中水分，能延长保质期，多数方便面都用油炸过。但油脂经过氧化后变为“过氧化脂质”，积存于血管或其他器官中，会加速人体老化速度，并引起动脉粥样硬化，易导致冠心病、脑溢血、肾病等。

防氧化剂。从制成方便面到消费，短的需要一两个月，长的达一两年，其中的防氧化剂和别的化学药品已经在慢慢变质，对人体有害无益。

可见，像单身一族那样，经常食用方便面不仅不会方便，还会给身体造成极大的不方便。为了健康，千万别把方便面当做正餐主食；偶尔吃吃方便面也无大碍，但方便面只适于救急，不能天天吃。

延伸阅读

高血压患者的饮食禁忌

高血压是世界上最大的流行病之一，也是最常见的心血管疾病，高血压会引起心、脑、肾等脏器的并发症，严重危害着人类的健康。其实，诱发高血压的重要因素正是我们生活中的一些不良习惯，应该引起人们的重视。

吸烟

吸烟是中风的独立危险因素，吸烟可以增加血液的凝聚性、血液黏稠度，增强血小板的聚集性，以及增高血压，增加了中风发生的危险性。

饮酒

饮酒可引发高血压、高凝状态、心律不齐，这些情况对中风都是危险因素。所以还是少饮酒或不饮酒为宜。

高脂饮食

血脂增高，特别是饱和脂肪酸，容易导致动脉硬化，是中风的重要危险因素。应避免摄入过多的脂肪饮食，摄入的胆固醇应不超过总热量的10%。

吃得太咸

盐摄入过多与高血压有关，而减少盐的摄入可以明显降低血压，同时可以降低中风的死亡率。少吃一些过咸的食物，炒菜时少放一些盐。

忌盲目减肥

医学界普遍将超重和肥胖确认为高血压发病的重要原因之一。基于这种原因，有人为了降压而减肥，又为了减肥而盲目地控制饮食。殊不知，这样对身体是不利的。因为一旦出现营养不良，不但血压无法降低，反而会引发其他毛病。生活中诸如此类的例子屡见不鲜，就是盲目减肥的结果。

忌饮食过饱

人体所需的营养素，要靠饮食来获取。因此，保持良好的饮食习惯是很必要的。但是，长期饱食并不是良好的饮食习惯，对人体健康是无益的。

长期饱食，摄入的营养量超过身体的需要量，不但会有过多的脂肪贮存在体内，而且糖和蛋白质也会在体内转化成脂肪贮存起来，贮存的这些脂肪大多分布在皮下、肝脏、腹壁以及腹腔内的大网膜和肠系膜上，会造成腹压增高、腹壁肌肉松弛、腹部向外突出。这样不仅走路困难，而且稍微活动一下就会气喘。体内积存的脂肪越多，活动就越困难。

奶油制品，一个隐藏的健康杀手

随着时代发展，中西饮食文化相互交融，特别是面包、西点类产品日益受到中国消费者青睐，长期食用奶油制品的食物已成为许多人的习惯。但是，许多人却忽视了奶油制品对健康的危害。

奶油制品热量高，营养价值低

首先，奶油制品的能量密度很高，但营养素含量并不丰富，主要为脂肪和糖。常吃奶油类制品可导致体重增加，甚至出现血糖和血脂升高。饭前食用奶油蛋糕等，还会引起食欲降低。高脂肪和高糖分常常影响胃肠排空，甚至导致胃食管反流。很多人在空腹进食奶油制品后出现返酸、烧心等症状。

有些奶油制品中含有反式脂肪酸

反式脂肪酸对人体的危害很大。在现实生活中，反式脂肪酸就是人造奶油或人造黄油。反式脂肪酸在自然食品中含量很少，人们平时食用的反式脂肪酸大多都是由植物油加氢形成，这是一个人为的加工过程，就是把植物油脂中液态的不饱和脂肪通过加氢硬化，也就是液态的植物油，为了防止它变质、便于保存或者改善口感，而把它变成固态或半固态的油脂，这就是反式脂肪。反式脂肪酸被许多食品生产商采用。

据报道，美国麦当劳总部日前公开承认，根据美国去年年底启用的新方法检测结果显示，在美国每份麦当劳薯条中，反式脂肪酸含量从过去的6克增加到8克，反式脂肪酸含量超出先前评估量的1/3。由于消除反式脂肪酸会降低薯条的美味，所以麦当劳暂时没有更改使用更健康食用油的计划。

美国自今年1月起，已强制要求所有包装食品业者，必须在包装上标注反式脂肪酸含量，并要求反式脂肪酸含量不得超过2%。针对麦当劳薯条的反式脂肪酸问题，中国疾病预防控制中心营养与食品安全所专家表示，目前我国对于反式脂肪酸的含量没有相应标准，也没有对反式脂肪酸检测的方法。所以，这在中国成为一个安全隐患。到底哪些食物中含有反式脂肪酸呢？

我们吃的很多东西都含反式脂肪酸。如植物性固体油脂、起酥类的烘烤食品、人造奶油蛋糕、人造黄油蛋糕、油炸食物、巧克力派、热巧克力等，都含有反式脂肪酸。日常饮食中的反式脂肪酸主要来源就是氢化油，经过氢化油烹饪的食品不仅有香味，而且易保存，特别以人造奶油、起酥油所含反式脂肪酸较多。

◎ 孕妇、儿童摄入量不超过2克/天。怀孕期或哺乳期女性，如果吃了过多含有反式脂肪酸的食物，通过胎盘或乳汁，使胎儿或婴儿被动地摄入反式脂肪酸，可能会使胎儿和新生儿比成人更容易患上必需脂肪酸缺乏症，影响生长发育。营养专家提醒消费者：尽管至今尚未有可用的科学数据，无法建立食品中反式脂肪酸的安全含量，但可以肯定的是，越少摄入反式脂肪酸，越有利健康。孕妇、需要哺乳的新妈妈和儿童等特殊人群，有必要做到每天摄入反式脂肪酸含量不超过2克，或者更少。

◎ 年轻人成“反式脂肪酸”高危人群。早餐一杯咖啡，外加一个面包；下午喝茶配上一块黄油面包或奶油蛋糕；晚上加班，随手一包油炸薯条。不少这样的快餐饮食方式，成为一些年轻人的最爱，也使年轻人易成为反式脂肪酸摄入的高危人群。反式脂肪酸会增加人体胆固醇含量，特别是低密度脂蛋白胆固醇的含量，同时还会减少可预防心脏病的高密度脂蛋白胆固醇含量，因此被认为是增加胆固醇，引发动脉阻塞等心血管疾病的诱因之一。虽然目前国家尚无检测标准，但反式脂肪酸对健康的危害还是要引起重视的。

由于人们对反式脂肪酸的认识不足，究竟在购买食品时怎样选购呢？

选购食品时要看包装上有无“氢化”字样。由于目前尚无有效的反式脂肪酸的替代物，要百分之百地避免食用反式脂肪酸是不可能的。专家建议，市民在超市选购食物时，应尽量避免购买食物标签中标有植物氢化油、人造黄（奶）油、人造植物黄（奶）油、人造脂肪、氢化油、起酥油等字样的食物。

平常烹调用油，如：橄榄油、核桃油、葵花籽油、棕榈油或玉米油等，不含有反式脂肪酸，可放心食用。但用油量要控制，每天25克左右。如果是心血管病患者，要避免食用含油含糖量高的蛋糕、甜点，以及一些用反复使用的烹饪油煎炸出来的油炸食品，因为高温也会促成反式脂肪酸产生。

健康小锦囊

冠心病、高血压、糖尿病、动脉硬化患者应忌食奶油制品；孕妇和肥胖者尽量少食或不食。

延伸阅读

孕妇不宜吃的食物

女性在怀孕的时候要注意饮食健康，在食补时并不是所有的食物都适宜。因此孕妈妈应警惕起来，将不宜多吃的食物圈进“灰色”地带，并和不健康的饮食说再见。

饮料类

◎ **咖啡**。无论是晨起醒神，还是工作解乏，或者是午茶休闲，咖啡受到很多人的青睐。不过，咖啡中的咖啡因是危害胎儿健康的隐形“杀手”，它容易引起流产或早产，而且还有可能使细胞发生变异，引起畸形。

◎ **红茶**。红茶不仅含有对胎儿不利的咖啡因，还含大量的鞣酸，与铁结合很难被吸收，孕妇若过多地饮用浓茶，可能引起缺铁性贫血，给胎儿留下先天缺铁性贫血遗患。

◎ **可乐型饮料**。要知道这种饮料中也含有咖啡因，孕妇还是少喝为好。

◎ **酒及含酒精的饮料**。酒的害处大家都知道，当然它对孕妇以及肚里的胎儿的害处更毋庸置疑了。酒精可造成宝宝的先天异常，甚至造成胎儿的流产及早产。

蔬菜水果类

◎ **菠菜**。绿色蔬菜一向被人们奉为健康食品，然而并不是所有蔬菜都是越多吃越好。比如菠菜，以前人们一直认为其含有丰富的铁质，具有补血功能，其实，菠菜中含铁不多，而其中大量的草酸会影响锌、钙的吸收，从而妨碍胎宝宝的生长发育。

◎ **久存的土豆**。土豆中含有生物碱，存得越久的土豆生物碱含量越高。吃得过多可能影响胎儿的正常发育，导致畸形。

◎ **酸菜**。酸菜的营养在腌制过程中几乎完全被破坏了，而其中所含致癌物质亚硝酸盐会影响胎儿的正常生长发育。

◎ **山楂**。山楂对子宫有兴奋作用，会造成宫缩，甚至还会流产。

水产类

◎ **螃蟹**。虽然螃蟹含有较高的蛋白质，但中医认为，螃蟹性寒，吃多了会伤脾胃，而螃蟹有活血祛瘀作用，对胎儿不利。

生鱼片。由于缺少加温烹饪过程，它里面的寄生虫和病菌可能会给胎儿带来伤害。而鲨鱼、鲭鱼王、旗鱼、金枪鱼、方头鱼等几种鱼中的汞含量可能会影响胎儿的大脑生长发育。

生田螺、生蚝等。与生鱼片一样，没有煮的田螺或生蚝里面的寄生虫与细菌会影响胎儿的发育。

肉类

咸肉、咸鱼、咸蛋等。过高的盐分会使你体内驻留更多的水分，容易导致孕妇身体水肿，还可能引起妊娠高血压综合征。所以孕妇应少吃这些高盐的食物，调味以清淡为主。

烤牛羊肉。烤焦的外表中含有致癌物质，而里面可能含有弓形虫，孕妇一旦感染会严重损害胎儿，甚至引起流产、死胎或畸形。

腌菜、酱菜。与咸肉、咸鱼、咸蛋一样，腌菜、酱菜中的高盐可能让孕妇水肿，而腌制品中的亚硝酸盐和防腐剂，也不利于胎儿的健康。

香料及辛辣类

八角茴香、桂皮、五香粉等热性香料。香料是烹饪调味的制胜法宝，香香的味道能够引起孕期恹恹的食欲。然而，热性香料具有刺激性，容易造成肠道干燥、便秘。建议孕妇可以偶尔调剂一下胃口，但不要多食。

芥末、辣椒、花椒、胡椒、咖喱等辛辣的食品。孕妇似乎特别喜欢吃酸酸辣辣的东西，但吃多了会刺激肠胃，特别严重的还可能流产、早产，如果肾脏欠佳，或者血压偏高就更应该注意。

谷类、面食类

燕麦。很多人喜欢早餐喝一杯浓浓的燕麦片粥，不过，燕麦有滑肠的作用，用中医的观念来说吃多了会催产。

油条。油炸食品本来就对身体有害无益，更为重要的是，油条中含有明矾，明矾中的铝会通过胎盘，侵入胎儿大脑，可能形成大脑障碍。

滋补药膳类

蜂王浆和人参蜂王浆。孕妇常常为了胎儿的营养，吃很多的滋补药膳，大补特补。其实有些滋补药膳不宜多吃，孕妇切记不可盲目食用。例如，蜂王浆和人参蜂王浆等口服液因为含有激素物质会刺激子宫，还会使胎儿体内激素增加，引起产后假性早熟；而过多的激素也会使胎儿过大，给妈妈的分娩造成痛苦。

人参。人参也是大补元气的药膳，但孕妇也不可乱用。在孕早期，体弱的孕妇可少量进补，以提高自身免疫力并增进食欲。但人参有"抗凝"作用，临产及分娩时服用可能导致产后出血，而且热性的食物过多食用也会扰动胎儿。

桂圆。桂圆也是热性食物，服用过多，孕妇也易出现漏红、腹痛等先兆流产症状，所以不要以为越高级越滋补的食物就越该多吃，其实，科学的饮食才会让母子健康。

大麦芽。据中医理论，怀孕期间不可多吃大麦芽，它有催生落胎的作用，孕妇应谨慎为宜。

蔬菜水果也要适量

人们习惯性地认为，蔬菜水果里含有丰富的维生素、矿物质，食物纤维也很丰富，吃多了也不会损害健康。其实，吃适量的蔬果可以促进肠道蠕动，促进排便，提供机体所需的微量营养素，发挥抗氧化作用和保证人体各器官的正常功能。但是，摄入过多的蔬果也会对身体产生危害。

幼儿不宜多吃蔬果

如果将大人及 5 岁以上孩子每天多吃蔬菜水果的“饮食指南”套在幼儿身上，则是不合适的。最近，英国营养学家发现多吃蔬菜水果反而危害幼儿健康。大多数托儿所为 5 岁以下幼儿提供过多蔬果，这会引起维生素摄入不足，影响孩子的身体发育。吃过量的蔬果还会使他们因摄取过多纤维，导致难以食用其他种类的食物，从而阻碍了重要矿物质的吸收。

孕妇不宜多吃山楂

怀孕后的妇女常伴有恶心、困倦、食欲不振、呕吐等反应，所以就特别喜欢吃一些酸甜果品，山楂酸甜可口，很多孕妇喜欢吃。但是，山楂对子宫有一定的兴奋作用，可促使子宫收缩。如果孕妇大量食用山楂及其制品，容易导致流产。

磷酸钙结石患者吃蔬菜不宜过多

患有磷酸钙结石的病人不宜吃过多的蔬菜，因为大部分蔬菜是碱性食品，日常吃大量碱性食物可使结石增多，且不易排出体外，加重病情。

胃肠疾病患者不宜多吃粗纤维蔬菜

胃肠疾病患者不宜多食粗纤维含量高的蔬菜，如芹菜、春笋等，大量进食后很难消化。粗纤维还容易使肝硬化患者造成胃出血或食管静脉曲张出血等。

节食女性易患贫血

有些女性为了“节食”、“饱腹”而大量食用蔬菜，减少或禁食肉类、鱼类，不但影响机体摄取和吸收必需的脂肪酸、优质蛋白质，造成蛋白质营养不良，更阻碍了从荤食中吸收丰富的钙、铁和锌等营养物质。女性尤其要注意避免因为过度素食导致的缺铁性贫血和缺钙。

另外，怀孕的妇女和生长发育期的儿童、青少年，大量摄入蔬菜会阻碍体内钙、锌的吸收，影响孩子智力发育和骨骼生长。

健康小锦囊

荔枝味极甜美，含有丰富的葡萄糖、果糖及维生素。但是过多食用荔枝，会得“荔枝病”，轻则恶心出汗，四肢无力，重则头晕，甚至昏迷抽搐，大多于清晨发生。这是由于荔枝中含有某些降血糖的物质，会使血液中的葡萄糖含量降低，引起“突发性低血糖症”。一旦出现这种情况，应立即请医生处理，轻者口服葡萄糖水，重者静脉注射葡萄糖，可使症状迅速缓解。

延伸阅读

儿童不宜吃的食物

当今的年轻父母，为了使自己的小宝贝能健康成长，对其呵护备至，孩子要吃什么就给什么，唯恐孩子营养不全面。但父母们未必知道，并非所有食物都适合孩子的肠胃。有些食物是不宜食用或过多食用。儿童不宜吃的食物：

蔬菜水果类

橘子。橘子中含有叶红素，吃得过多，容易产生“叶红素皮肤病”、腹痛腹泻，甚至引起骨病。

菠菜。菠菜中有大量草酸，草酸在人体内遇上钙和锌会生成草酸钙和草酸锌，不易吸收而排出体外。

动物性食物类

鸡蛋。鸡蛋若吃得过多，会增加体内胆固醇的含量，容易造成营养过剩。

咸鱼。各种咸鱼都含有大量的二甲基亚硝盐，这种物质进入人体后，会转化为致癌性很强的二甲基亚硝胺。

烤肉串。羊肉串等火烤、烟熏食品，有强致癌物。

猪肝。猪肝含有大量胆固醇，儿童常吃或多吃，会使体内胆固醇含量升高，成年后易诱发心脑血管疾病。

动物脂肪。动物脂肪主要是饱和脂肪酸，儿童大量食用之后会影响钙的吸收，导致骨骼的生长发育不良，而严重者可患佝偻病。

豆类

豆类含有一种能致甲状腺肿的因子，可促使甲状腺素排出，结果体内甲状腺素缺乏，机体为适应这一需要使甲状腺体积增大。

饮料类

可乐饮料。可乐饮料中的咖啡因，对儿童尚未发育完善的各组织器官危害较大。

浓茶。茶叶中所含的某些物质对儿童有伤害，还会刺激胃酸分泌而引起胸腹涨满，减慢肠的蠕动，引起便秘。

其他

罐头。罐头食品中的添加剂，对正发育的儿童有很大影响，还容易造成慢性中毒。

爆米花。爆米花含铅量很高，铅进入人体会损害神经、消化系统和造血功能。

方便面。方便面含有对人体不利的食用色素和防腐剂等。

果冻。果冻是由增稠剂、香精、着色剂、甜味剂等配制而成，这些物质吃多或常吃会影响儿童的生长发育和智力健康。

泡泡糖。泡泡糖中的增塑剂含有微毒，其代谢物苯酚也对人体有害。

糖精。大量食用糖精会引起血液、心脏、肺、末梢神经疾病，损害胃、肾、胆、膀胱等脏器。

巧克力。儿童食用巧克力过多，会使中枢神经处于异常兴奋状态，产生焦虑不安、肌肉抽搐、心跳加快，影响食欲。

人参。儿童食用人参会导致性早熟。

葵花籽。葵花籽中含有不饱和的脂肪酸，儿童吃多了会影响肝细胞的功能。

食盐。儿童食盐每日不应超过5克，如果食盐很多，成年后就容易发生高血压、冠心病、胃癌等疾病。

瘦肉不可多吃

人们习惯性地认为肥肉含有大量脂肪,多吃无益,而瘦肉含有丰富的蛋白质,并且脂肪含量低,可以多吃。其实这种看法是没有科学依据的,瘦肉吃多了也对人体健康产生危害。

中国疾病预防控制中心对各种动物肉的脂肪进行了测定,在《2002年中国食物成分表》中,以100克重量为例,各种肉类的脂肪含量如下:兔肉为2.2克,马肉为4.6克,牛肉为4.2克,而瘦猪肉为7.9克,若把瘦猪肉作为日常膳食结构中主要的食物来源而过量食用,会增加发生高血脂、动脉粥样硬化等心血管疾病的危险。

最近,英国皇家研究院研究表明:多吃瘦肉对人体健康的危害更甚于肥肉,因为瘦肉在烹制过程中,会自动产生一种致癌物质——杂环胺。杂环胺是一种损害基因的物质,会使体内的DNA发生诱变。瘦肉中的杂环胺能被大肠直接吸收进入血液中,西方国家肠癌发病率高于其他国家肠癌发病率,这与他们常食瘦肉,尤其喜食大量牛排有关。

此外,瘦肉中还含有较高的蛋氨酸。蛋氨酸是合成人体一些激素和维护表皮健康必需摄取的一种氨基酸,但在一些酶类催化激活下,在热理化处理过程中的蛋氨酸,会产生一种叫同型半胱氨酸的有机物。现代医学研究发现:同型半胱氨酸会直接损害动脉血管壁的内皮细胞,促使血液中的胆固醇和甘油三酯等脂质沉积并渗入动脉血管壁内，形成动脉粥样斑块，进而引发动脉粥样硬化。食瘦肉过多，蛋氨酸就会增多，同型半胱氨酸含量也相应地增加，加速动脉粥样硬化的发生。

可见，我们不能因为瘦肉中饱和脂肪酸含量少就过量食用。一般来讲，成人每天吃的瘦肉量应为50克—100克，并可根据个人的体重和肥胖程度适当增减，若需要补充蛋白质，可适当增加牛奶和豆制品的摄入。

西方营养学家认为，亚洲国家如中国、日本等乳腺癌、直肠癌发病率低于西方国家，这与亚洲国家常食大豆及其豆制品有关。大豆中含有一种抗癌活性物质——异黄酮，其中2/3为三羟异黄酮类，对强致癌物——苯并芘和甲基苯蒽等，均有明显抗诱变作用，对乳腺癌和大肠癌有较强的抑制作用。因此，提倡人们少吃些瘦肉，多吃些大豆及其豆制品，以维护身体的健康。

健康小锦囊

瘦肉中无机盐丰富，尤其含铁（红色瘦肉）、磷、钾、钠等较多，瘦肉也是维生素B1、B2、B12、PP的良好来源，因此每天适量食用瘦肉，可以补充身体所需的多种营养元素，增强人体的免疫力。

虽然瘦肉是蛋白质的重要来源，但它不是唯一来源。合理地调配主副食，适当多吃点鱼、蛋、奶及大豆制品，发挥其“互补作用”，提高蛋白质的质和量，并提高人们的生活质量。

延伸阅读

肥肉并非万恶之首

长期以来，许多人总把吃肥肉与患高血压、冠心病、肥胖症等联系在一起，好像吃肥肉就是人们患这些疾病的罪魁祸首，甚至有些老年高血脂朋友连稍肥一点的肉都不敢吃。

其实,这是对肥肉认识的一种误区。从营养上来说,适当地少吃些肥肉还有益于人体的健康,特别是老年人常吃炖得熟透了的肥肉(炖两小时左右),还可以降血脂、降血压、降胆固醇,延年益寿并且益智美容。

有关专家通过实验指出,随着肥肉炖的时间的增长,猪肉中的饱和脂肪酸含量大幅度下降,而单不饱和脂肪酸和多不饱和脂肪酸含量不断增加。同时,炖烂的肥肉保留了猪肉原本的营养成分,如丰富的维生素 B1、蛋白质和必需的脂肪酸,而且胶质部分更容易被人体消化吸收,因此特别适合老年人食用。

专家提示:吃,要定时定量

随着社会的发展,人们的生活节奏也在不断加快,早餐不吃,午餐吃快餐,晚餐豪吃豪饮成为一个普遍的社会现象。这种形势下,提倡定时定量的饮食习惯尤为重要。

孕妇饮食要强调定时定量

饮食定时,就是要求孕妇养成按时吃饭的习惯。因为人的各个器官基本上是按时间顺序有规律地工作的,各种食物在人体胃肠内停留的时间也在一个大致范围内,所以到了一定时间就会出现饥饿感,这时,血糖下降到较低程度,可使人心慌意乱,甚至四肢发抖。

孕妇饮食定量是指给自己的饭量规定一个范围,一般维持在这个范围内,根据情况进行一些增减变化也是可以的。对于孕妇来说,定量饮食很重要。如果一个孕妇吃饭不知道控制,饥一顿,饱一顿,对胎儿的营养供给也会随之出现不正常状况,这会影响胎儿的营养均衡及身体发育。

如果孕妇不掌握这个原则,而是为了胎儿生长,盲目地多吃,过量摄取营养,对孕妇本身和胎儿都不利。有的孕妇为保持体形苗条,而控制饮食,也不利于孕妇健康和胎儿生长发育。孕妇担负着为自身健康和保证胎儿生长提供营养物质的任务，所以，必须按时进餐，遵循代谢规律。

儿童饮食也应定时定量

食贵有节，不要因为某些食品好吃，孩子爱吃，就任由他们随便吃而不加节制。现在很多孩子由于父母工作忙，吃饭很不规律，匆忙吃早餐甚至是不吃早餐，中午在外面随便吃些饭。到了晚上，就以大鱼大肉为主，也有的父母会带孩子吃一顿洋快餐。

在很早之前，古人就总结出“鱼生火，肉生痰”的经验。从中医的角度讲，洋快餐主要是以煎炸食品为主，不易于消化，如果经常地进食，会产生积滞不化的病理停滞。另外，孩子在吃洋快餐时多半是吃着热汉堡、炸鸡翅、炸薯条，同时又大量饮用冷饮，这一热一冷，很易伤及脾胃。

糖尿病饮食定时定量，少吃多餐

糖尿病病人每日的正餐和加餐均应定时定量，不能随意漏掉一顿饭，也不能暴饮暴食，特别是碳水化合物的摄入量应每日每餐基本相等。在全天主食量不变的前提下，全天主食量至少分 3 次进餐，按 1/5、2/5、2/5 的比例分配到三餐。使用胰岛素或某种口服降糖药的病人，在药物作用最强的时候应安排加餐，加餐的时间可安排在上午 10 点、下午 4 点和晚上睡前，加餐的食物可以从正餐中匀出 25 克—50 克主食。睡前的加餐还可以选用含蛋白质高的食物，如牛奶、鸡蛋等，因蛋白质转变为葡萄糖的速度较慢，有利于防治夜间低血糖。

糖尿病病人应强调少吃多餐，其目的是要避免因一次过量进食，超过胰岛的负担而使血糖上升过高，同时也要避免由于两餐间隔的时间过长或药物的作用而出现低血糖。另外，在患者运动量较大，或体力劳动较多时可以适当地增加主食的摄入。

定时定量不仅是孕妇、儿童和糖尿病患者的饮食要求，而且是我们每个人饮食都必须遵循的原则，正所谓“暴饮暴食会生病，定时定量可安宁”。

保健食品，该吃时才吃

许多养生专家认为“防病重于治病”，于是各种各样的“保健品”走俏于市场：老人要补钙、妇女要补血、儿童要补脑、妙龄女郎要减肥……面对琳琅满目的保健食物，人们该怎样选择呢？专家指出，保健食物，要该吃时才吃，而且还要吃得科学。

什么是保健食品

近年来，人们的保健意识空前增强，保健食品市场"风起云涌"，电视、报纸等各类媒体上的保健品广告让人目不暇接。各式各样的广告宣传使普通消费者陷入了"乱花渐欲迷人眼"的境地，究竟怎样选择保健食品呢？许多人一时变得无所适从。在选择保健食品的同时，有必要给大家补充一下保健食品的一些基本常识。

根据中国《保健食品注册管理办法（试行）》的规定，保健食品是指具有特定保健功能或者以补充维生素、矿物质为目的的食品。即适宜于特定人群食用，具有调节机体功能，不以治疗疾病为目的，并且对人体不产生任何急性、亚急性或者慢性危害的食品。

保健品的特殊含义

◎ 保健品是具有特定保健功能的食品。保健食品是食品。保健食品与食品最根本的区别就是保健食品可以声称它具有某种功能，所以它可以在产品的标签上、说明书里或者在广告里声称具有保健功能，一般食品是不可以的。

◎ 适合特定人群。保健食品是针对所谓的亚健康人群设计的，处于亚健康状态的人群有年老体弱、长期处于疲劳状态、失眠、生理性肥胖等。

一般人群是不需要食用保健食品的，只有处于亚健康状态，需要增强身体机能的人群才宜食用保健食品。有的消费者认为多吃保健食品，多补充营养只好不坏，其实不然，并不是每个人都需要服用保健食品的。消费者需要明确的一点是：保健食品不是药，它有保健作用而无治疗作用。

从医学角度来讲，只有处于亚健康状态的人才需要使用保健品来对机体进行调节。从养生的角度来讲，日常适当补充一些微量元素有利于身体健康，而某些行业的从业人员服用抗辐射、促进排铅等有劳动保护性质的保健食品是有利健康的。老年痴呆症患者可选择卵磷脂、深海鱼油等具有保健功效的食品，由于缺钙而引起关节疾病的可以适当补钙。但切不可跟风，因为每个人的身体状况不同，体内营养素的含量及稀缺量都是不同的，盲目的跟风只会造成该补的没有补，而身体本身足够的营养素可能因为不当的补充而过量，过犹不及，某种营养素或微量元素的过量摄入一样会对人体造成伤害。

◉ 用于调节身体机能，不以治疗疾病为目的。保健食品与药物也是不同的，药物是为病人所设计的，以治疗疾病为目的。保健食品不以治疗疾病为目的，但是可以增强身体机能。人在生病后还是要吃药，食用保健食品是不起作用的。因此保健食品具有增进健康的作用，很多国家称之为健康食品。

保健食品有哪些功能呢？

例如食用人参保健食品，有人就会出现嘴唇黏膜起泡过敏的现象。抗氧化剂可以抗衰老，但是过多积蓄会中毒，比如维生素 C 过量会引起腹泻等不良情况。钙是好东西，但是它要在维生素 D 的帮助下才会被很好地吸收，要与镁和磷成 2∶1 的比例才会被身体很好地利用。而且，如果饮食中草酸太多的话，也不能被身体利用。

保健食品存在安全隐患

目前,我国针对各类保健食品的质量卫生标准及检验方法尚未建立。由于国家对保健食品管理的基本思路还是西方理论,虽固定了产品的功能分类,但在检测时显示的只是某些保健食品中具体的功效成分,审评的只是检测报告基础上的相关产品信息和基本技术资料,这些与中医养生保健理论是不能一一相对的。还有其仅对重金属及微生物指标做了规定,远不能满足当前监督监测工作的需要。而保健食品由于其工艺、原料、剂型、服用量及具有功能等方面的特殊性,难以套用现行各类食品卫生标准。在监督监测实际工作中,因缺乏统一的检验方法及评价标准而影响对保健食品做出准确的评价。因此从单一组分保健食品入手,制定能反映各类保健食品功能或原料组分特征的质量卫生标准和检验方法已是当务之急,是提高监督监测水平,保证保健食品安全性和有效性的重要措施。

品种繁杂难辨真假

中国消费者协会的一项调查显示,我国70%以上的保健食品存在虚假宣传、夸大宣传的现象,有相当比例的保健食品为假冒产品。据资料显示,近年来经我国卫生部、食品药品监管局批准注册的保健食品达9900个,地方各级卫生部门批准的各种“食字号”、“健字号”、“监字号”、“监健字号”等五花八门的保健食品更达5万种之多,每年销售额为600亿—650亿元。因此在选择保健品时,给消费者提出了巨大的挑战,稍有不慎,损失的就不仅仅是金钱,还有自己的健康。

非法添加“药”成分

据了解,目前违规添加化学药品主要集中在六大类保健食品中:调节血糖类保健食品中添加降糖药;减肥类保健食品中添加利尿剂或兴奋剂;抗疲劳类保健食品中添加“伟哥”或近似成分;改善睡眠类保健食品中添加安定类药物;“增高”类保健食品中添加生长激素;免疫调节类保健食品中添加中枢食欲抑制剂等。不久前，有关部门在上海等地进行专项调查，在抽验的207个批次的保健食品中，有197个批次的产品添加了含"伟哥"的成分，以及降糖、减肥类的化学药品，占95%，令人触目惊心。

延伸阅读

中国保健食品存在的问题

有人把中国保健品市场二十多年的发展过程，按照某一时期最有代表性的保健产品命名，从20世纪80年代后期到现在，中国的保健品市场基本上划分为四个时代：80年代后期的太阳神时代、90年代中期的三株时代、90年代后期的红桃K时代、21世纪初期的脑白金时代。

尽管目前中国的保健食品市场比前些年少了一些混乱，但仍旧存在着许多问题：

轻科技，轻质量

我国部分保健品企业不重视产品质量，只注重眼前利益，什么产品好卖就一窝蜂地上，导致市场上同类产品过剩，不合格产品增多。另一方面，企业不注重科技投入，没有好的新产品，产品更新换代跟不上。

偏重广告宣传，出现信誉危机

由于个别企业夸大产品的质量和功能，误导消费者，从而使消费者对保健食品失去信任，影响了全行业的信誉。

产品结构不合理，低水平重复较严重

无论是从批准的产品数量还是从实际生产的品种来看，具有免疫调节、调节血脂和抗疲劳三类功效的产品约占全部产品的56%；非传统食品形态（指以胶囊、口服液、片剂、冲剂和酒为剂型）的产品约占整个保健食品的70%。

产品研发资金投入不足

长期以来各级科研主管部门对功能食品的研究重视不足，很少将功能食品课题列入各级科研项目中，由于资金等原因，各级食品研究机构也较少涉足这一领域，更少开展一些基础和应用基础性研究。功能食品应该是科技含量高的产品，可是企业的科研投入非常少。

产品寿命短

由于产品低水平重复、盲目上马和市场开发力度弱等原因，致使一些产品速生速灭，甚至有许多品种虽获得生产批文，但根本没有生产上市。

政府部门重许可，轻监管

目前，我国对保健食品管理的重点是以保健食品配方的审批，确保该产品配方安全无毒、功能科学真实为主，而对上市后产品的质量监管力度则不够。

随着保健食品产业规则进一步建立与完善，规范保健食品市场，建立有效统一的规则制度，与国际接轨，打入国际市场，这是政府、企业、国民共同的目标和心声。特别是保健食品的"诚信"，将成为中国保健食品业再辉煌的起点。企业要向一些发达国家的保健食品行业学习，将"诚信、品牌"作为自己的立足点和新方向，对自己进行全新的定位，这样企业的腾飞和行业的规范指日可待。

保健食品的服用误区

如今，儿女看望老人、亲友探望病人常常会买些滋补保健品，年老体弱者也希望服用补品能够有病治病、无病健身。多数滋补保健品的确在增强体质、有益健康方面发挥了显著功效，但是人们在服用中尚存在一些误区，应当注意纠正。

误区一：保健食品外国的好

在进口的保健食品中以美国的产品最多，占60%以上，其他为加拿大、新加坡、日本和瑞士等共12个国家和地区的产品。进口保健食品中以多种矿物质或多种维生素以及二者均有的混合营养素片为主。以维生素和矿物元素等营养素为主的保健食品，多以片剂、胶囊或丸形式的商品出售，常见的有各种各样的钙片，单一的或多种复合的维生素片等。这类产品的说明书和标签上不声明该产品具有任何的保健功能，但对某些人群的健康具有保护和促进作用。此类产品中各种维生素以及矿物质的配比并不一定符合我国人民的膳食特点及需要，因此进口的保健产品尚需要调整剂量和配方才能适宜中国人健康的需要。

误区二：保健食品能治病

保健食品只是调节人体机理，提高免疫功效，但不以治病为目的。如果用保健食品替代药物治病，轻则加重病情，重则危及生命。

误区三：过分看重保健品的作用

世上没有仅靠吃保健品就能长寿的，长寿是靠均衡的饮食、平和的心态和健康的生活方式。糖、脂肪、蛋白质、盐类、维生素和水是人体的六大营养素，主要来源于日常的饮食。任何营养品都不可能像食物中的各种营养素那样既全面均衡又无毒无害。如果重药补轻食补不但劳民伤财而且起不到预想的效果。例如，认为服用了多种维生素就可以少吃蔬菜水果，吃了钙片就可以代替牛奶豆浆的观点是错误的。又如，儿童轻度缺铁应当通过多吃动物肝脏、海带、黑木耳、铁强化酱油等补充，不能过度依赖于铁剂营养品。

误区四：保健品多多益善

许多保健品都含有药物成分，过量食用难免会存在不良反应。体虚者进补应当细水长流，补得过多过急不仅增加胃肠负担，还可引发毒性反应。例如，每天服用6克或6克以上人参可引起血压升高、皮疹、发热、出血、烦躁不安等症。部分滋补保健品应当按疗程服用、适可而止，避免造成营养过剩或产生副作用。例如，长期服用蜂王浆的儿童易造成性早熟、过分肥胖或发育异常，又如，长期过量服用维生素C可提高尿的酸性，加速肾和膀胱中结石的形成。

◎ 健康小锦囊

药丸族：对北京CBD商业圈里的一些白领来说，吃保健食品已经成为必修课。维生素、钙片等放在公司，白天吃；卵磷脂、鱼油等放在家里，晚上吃。像这样没病也开始吃保健食品的都市白领越来越多，以至于有人给了他们一个称呼：药丸族。

误区五：患急性病时进补

患感冒发烧、急性肠胃炎等急性病期间应停止服用滋补保健品，需分清轻重缓急，先治急症，病愈后再进补。因为在此期间外邪未除，若服用滋补保健食品可导致表邪不解、引邪入里，使病情加重；而且此期间患者脾胃虚弱，保健食品多腻滞，所以不利于消化吸收。同时治疗急性疾病时常需服用抗生素或解热镇痛类药物，而保健食品中常含有鞣质、铁钙镁离子或生物碱等成分影响治疗药物的疗效。例如，患感冒时服用十全大补丸可使高烧不退，含鹿茸的保健食品会使解热镇痛药阿司匹林的胃肠道反应加重，山萸肉的酸性可影响碱性止喘药氨茶碱的疗效。

误区六：价格越贵越好

保健食品的价格受到营销过程、广告宣传以及制作成本等因素的制约，部分滋补保健品价格虚高，甚至存在着一成成本、二成流通、三成广告、四成利润的不合理现象，所以不一定价格越贵的疗效越好，只有适合自己的才是最好的。例如，蛋白粉价格较贵，适用于患严重胃肠道疾病或晚期癌症者，如果消化功能尚好，能吃豆制品、肉蛋类食物的人就没有必要花冤枉钱购买。又如，党参生脉饮和人参生脉饮均为益气养阴之佳品，功效相近，虽然前者价格低于后者，但是热邪尚盛者更适于服用前者。

儿童补养要注意

中医里面的"补"是针对"虚"而言的。所谓"虚则补之",就是说身体"虚"的人才需要进"补"。小孩初生,身体各脏器的发育尚未成熟,功能也未臻完善,脾胃功能比较薄弱。他们正处在不断地生长发育之中,生机蓬勃。而且小孩的生长发育,有其自身的发展规律,不能人为地、随意地加以改变。身体健康的孩子说明脏器功能和生长发育正常,无需施补。因为他们根本不存在"虚"。

然而,近十年来,随着优生优育观念的普及和人们生活的改善,家长们为了使孩子聪明强壮,不惜花费大量金钱作健康投资。人参茶、生物健、人参蜂乳、人参蜂皇浆、鹿尾巴精等,只要孩子愿意喝,就保障供应。望子女成龙凤的父母心是可以理解的,但从医学的角度看,这是对孩子体质的摧残。

乱给孩子服补药吃补品,危害性很大。常见有以下数种:

引发小儿肥胖

近年来"小胖墩"增多,这与家长对孩子的过分溺爱有关。许多家长认为孩子吃得越多越健康,因而放纵孩子的食欲,给孩子大量进补高脂肪、高蛋白、高热量的"三高"食品和补品,造成孩子偏食,出现体态变形、体重超标,导致动作不灵活、行动迟缓,容易出现扭伤及骨折。研究发现,肥胖发生的年龄越小、肥胖病史越长,各种代谢障碍就越严重,成年后患高血压、冠心病、糖尿病、痛风、胆石症等疾病的危险性就越大。

导致儿童性早熟

调查显示,最近几年儿童性早熟现象日渐突出,这些性早熟儿以外源性性早熟为主。外源性性早熟是指因食用含雌激素的食物或药物导致的。由于儿童在生长发育过程中盲目进补,过量摄入激素造成的。促使儿童性早熟的激素一般隐藏在儿童益智增高类的滋补品及一些高能营养食品中。

导致免疫系统疾病

研究发现,儿童患紫癜可能与多种食品添加剂有关。紫癜是一种免疫系统疾病,可引起人体全身性出血,严重者甚至会出现呼吸道、胃肠道出血,并累及大脑、肾脏等关键器官,且不易治愈。据哈尔滨血液病研究所对1400多名患者跟踪调查发现,紫癜患儿都爱吃膨化小食品。专家建议,为了儿童的正常发育及健康,要有效控制儿童吃零食。

容易引发脂肪肝

由于大量食用营养保健品,不重视儿童三餐饮食,造成饮食结构不合理,会导致儿童肥胖,带来高血压、心血管病、Ⅱ型糖尿病以及骨质病变、内分泌紊乱等,在肥胖儿童中脂肪肝的发生率可达31.4%,患脂肪性肝炎达7.8%。血脂高的胖儿更容易导致脂肪肝、脂肪性肝炎等疾病。

健康小锦囊

现在的食品可谓丰富多样,但还没有一种食物能提供给人类所需的各类营养素。所以各类食物都要吃,不挑食、不贪食,这样才能保证儿童健康成长。

湖北省一家妇幼保健院就曾接诊过这样一个患儿,婴儿不满10个月,但其体重却达13.4公斤,相当于一个3岁半小孩的正常体重。这个婴儿在这家医院被诊断为脂肪肝。据专家介绍,10个月的健康婴儿的正常体重应在7.9公斤至9.9公斤之间。经询问发现，为了让她健康成长，家长想尽办法为其补充种种营养品，总是随时随地给婴儿喂奶，并每天定时给她补锌、补钙、补铁，服用氨基酸等营养品。专家建议说，让孩子吃得好，但更要吃得对、吃得科学。儿童膳食要讲科学，不能给孩子长期补养，儿童的健康是靠均衡、科学的营养搭配吃出来的。

延伸阅读

儿童怎样保健

孩子是家长的掌中宝，随着生活条件的改善，家长不惜一切代价为孩子“遮风挡雨”，购买保健食品，钙片、维生素片等，只要市场上有的，一定会出现在孩子的饭桌上。但是由于家长为孩子盲目进补，导致了很多不良后果，影响了孩子的正常发育。家长们开始头痛了，孩子应该怎样“补”才能健康茁壮地成长呢？

- 家长应该从孩子的健康出发，培养孩子喜欢吃自然的、原生态的食品，学会品尝并喜欢食物自身的味道，因为原生的水果、蔬菜及其他食物都是最健康也最安全的食物，它们能提供青少年成长发育所需的最基本的营养。

- 选择保健食品，儿童要在医生指导下服用。医生在治疗中发现，有些家长会为孩子购买许多滋补类营养保健品，却不重视日常三餐的营养均衡。殊不知，儿童生长发育所需要的热能、蛋白质、维生素和矿物质等正是通过每日三餐获得的。

- 最后专家建议，家长给儿童购买营养保健品之前，应先带孩子到医院做一些必要的检查，通过科学诊断来决定孩子是否需要进补；确实需要的话，也要在医生的指导下食用，绝不能盲目将成人营养保健品给儿童服用；还要注意严格掌握用量，不宜长期使用。

女性不要滥用保健补品

女性由于其不同于男性的心理及生理特点，往往容易成为保健食品产业的重要推销对象。近年来，由于高热能、高脂肪和高蛋白的膳食模式，肥胖发生率越来越高。根据调查表明：成年人体重超重者占40%，其中女性达67.3%，由肥胖引起的糖尿病、冠心病等高达18%。另外，绝经后的成年妇女随着年龄的增长，骨质疏松发生率相继升高。这些因素给女性心理造成了很大的负担，为了摆脱这些困境，保健食品中的补钙食品、减肥食品以及美容食品越来越受到女士们的青睐，这是健康的需要，更是美的要求，这可能也是调查中女性对保健食品的需求普遍高于男性的原因之一。

女性要慎用保健品

临床观察显示，滥用激素类丰乳、减肥等口服美容品，会导致女性囊肿多发。时下热销的美容口服保健品中，最火的莫过于抗衰老、调节内分泌和减肥三类产品。虽然正规市场上销售的产品，激素含量多在国家控制范围之内，但在最近的临床统计中我们发现，很多卵巢囊肿、子宫肌瘤患者的发病期也恰巧集中在口服此类产品阶段。这说明，部分女性可能对微量激素都相当敏感。

如果女性消费者不假思索就把美容保健食品吃下肚，很可能诱发囊肿、肌瘤,或者让本不成问题的囊肿发生扭转,或是溃破,造成腹膜炎,给女性健康带来巨大安全隐患。

我们虽然不反对各种美容保健产品,但也不鼓励,不推荐。如果有色斑、青春痘等问题,一定要看医生,保健品只能起到辅助治疗作用。

女性吃什么保健品好

在营养和健康方面,无论性别,无论地位高低,无论处于什么样的生命阶段,对健康的追求是共同的,而对营养的需求却各有不同的侧重,只有遵循自己本身的生理特点,科学合理地摄入所需营养,才能为身体的健康打下坚实的营养基础。

女士身体机能特点

◎ 健美塑身的需要。姣好的容貌、健美的身体,是众多女性的共同追求。很多女性都通过节食来达到减肥,保持苗条身材的目的,但这极易引起身体营养不良。如对肉食的限制食用导致对蛋白质、铁质摄入量的减少等。而经常照射太阳紫外线和接触污染空气,皮肤容易受到自由基的损害,引起皮肤干燥、起皱、失去弹性和光泽。

◎ 月经周期。从青春期到更年期,月经周期贯穿于女性的几十年生活里,给女性带来了多方面的生理影响,如恶心、失眠、易怒、沮丧、神经紧张、头痛等,而由于经期失血过多造成铁元素的丢失,其对健康的影响需要特别重视。

◎ 孕妇及哺乳期妇女的生理变化。孕妇和哺乳期妇女同时承载着自身及胎儿或婴儿的生理需求,且由于内分泌及代谢、消化系统、肾功能、血容量等方面的变化,要求有更多的营养素补充。

◎ 易患骨质疏松症。35 岁时,女性的骨质密度便达到最高,随后开始逐渐流失,更年期女性更会因为女性荷尔蒙的分泌减少,影响钙质吸收,令身体钙质流失速度加快。

◎ 摄入充足的维生素。维生素对女士保持健康和美丽有很重要的作用。例如，维生素 C、E 是有效的抗氧化剂，有助身体抵御自由基的侵害，延缓衰老，也有助于肌肤保持健康弹性。

◎ 摄入充足的膳食纤维。膳食纤维有助于促进肠胃蠕动，因而缩短排便时间和增加排便频率，从而改善便秘并加快排出体内毒素。另外，摄入膳食纤维，可增加饱腹感，有助于控制体重。

摄入充足的蛋白质：女性通过补充蛋白质，不但可以满足组织更新的需要，还可从内而外调理身体机能；爱好运动的女士则可以通过补充蛋白质改善肌肉劳损，促进组织更新。足量优质的蛋白质对维持年长女士正常的免疫力也很重要。

◎ 摄入铁、钙等矿物质。铁质对于女性而言非常重要，铁是合成血红蛋白的重要原料，对于预防缺铁性贫血及保证孕期内胎儿正常发育都是不可缺少的。而钙质，对于孕妇、哺乳期妇女及年长女士而言都属于需求较多的营养素，如果钙质长期摄入量不足，不仅会使骨骼与牙齿受到损害，还可能增加患高血压的几率。

因此，女性在选择保健食品的时候一定要根据个人体质情况，有目的、有针对性地选择滋补品。

◎ 健康小锦囊

过了 30 岁的女性服用美容口服液、胶囊前，最保险的做法是做一次妇科检查，排除囊肿体质后，再在医生的指导下服用这些保健产品。选购美容保健食品时，应注意产品包装上有没有标示成分，不能买来路不明的产品。即使是标明了美白、治疗某种皮肤问题的美容品，其中很多是非正规产品，也需要引起我们的警惕。

老年人要走出保健品的误区

老年保健食品是未来保健食品产业的发展趋势，我国已步入老龄化社会。据预测，到2020年我国老年人口将达到2.3亿，占总人口的15.98%。到2030年我国老年人口将达到3.1亿，占总人口的20.42%；到2050年老年人口将达到4.68亿，占总人口的27.71%。因此，老年保健食品行业蕴藏着无限的商机和潜力。越来越多的老年人选购保健食品，其实，老年人保持健康不能依靠保健品，而要依靠平衡膳食、多做锻炼、生活规律、情绪乐观才行。而保健品是为特殊人群的特殊需要准备的，不是人人都可以吃、什么保健品都可以吃的。

误区一：多吃保健品有益健康

有些人觉得年纪大了，应该补补身体。亲朋好友送，自己也买，认为保健品吃得越多越好，结果造成过量服用。人体对营养素的需求都有一个最高承受值，一旦过量，就会导致总体比例的失衡。因此，服用保健品要适可而止，不可滥用。老年人要明确自身需要调补的脏腑和部位，人体有五脏六腑，一般调补宜以五脏为主，根据各脏器的生理功能进行调补。

误区二：将保健品当药吃

有的人混淆了保健品和药品的功效，误以为保健品对疾病有直接疗效，甚至去看病还带着一堆保健品。保健品只能预防和调节机体的亚健康状态，如果不经医生指导就盲目服用，有时会影响治疗甚至还会加重病情。

误区三：把保健品当饭吃

保健品是食品，但如果把保健品当饭吃，却对身体十分有害，因为营养素只有改善或强化某一种功能的效果，而蔬菜、水果等食物除了主要营养素外，还包含许多活性成分。单纯使用保健品，是不能保证营养均衡的。定量服用保健品，容易使人忽视从正常饮食中摄取营养及通过食补健体强身的重要性。从营养学角度来看，只要食物品种多样，就能使人体获得全面的营养。所以，仅以保健品来代替由身体各器官共同参与摄取营养的过程，从长远看对健康是不利的。

误区四：不过量服用就没有危险

其实，有的人可能有病没有发现，也有的人有一些不良习惯，但这时由于不能确切地了解自己的健康状况，随便服用保健品有时会对身体产生很大影响。例如，长期酗酒的人，过量的饮酒可能对肝脏已造成影响，若再服用深海鱼油等滋补品，就可能导致肝功能受损。每个人的身体都有一个保持自我平衡的能力，不是所有的人都需要保健品。如果是一个健康的人，而且在正常的生活条件下，可以保持健康，就没有必要再服用保健品。

总之，在一般情况下，人们通过日常饮食就可以摄取保健品中的营养成分。但是现在都市人群由于饮食不均衡，导致血浆浓度低于正常水平。健康人群在安全合理的前提下，补充适量的营养素还是非常必要的。适量补充营养素和微量元素，可以增强身体抵抗力。例如，更年期的女性，一般都需要补钙；经常抽烟的人，应当补充维生素 E、维生素 C 和类胡萝卜素；老年人适量摄取含微量元素高的保健品，可以增强机体抗氧化能力，预防慢性病。也就是说，合理膳食加上适量的运动才是健康之道。

保健食品应该怎样吃

保健品不需要医生开药方，选用方便，但由于选用时的针对性较差从而带来不少问题。所以选购保健食品之前要先了解自己身体的状况，根据身体需要选择保健食品，最后在食用时，注意一些事项，才能起到预期的效果。

食用保健品前的身体检查必不可少

尽管保健食品没有典型的副作用，但也应按照自身的营养情况来使用。在食用保健食品前最好要先了解自己身体的营养状况，以及主要器官功能的运行情况，是否符合保健食品的保健作用；其次要了解身体免疫功能和抗氧化能力，以检查身体能否接受保健食品；最后要了解血糖调节功能、血脂等情况，以检查身体的健康状况。

要想了解自身健康状况，该如何做呢？或许下面的内容能帮助你。

● 膳食分析。根据日常的饮食情况，初步判断会不会发生营养不足或过剩。一般地说，我国居民膳食结构容易造成维生素 A、维生素 B1、维生素 B2、锌、钙等摄入不足。同时，还可根据营养素缺乏引起的症状来加以判断。

◎ 体格检查。测量身高、体重，计算体质指数（BMI），体质指数（BMI）的计算公式为体重（千克）/身高（米）^{2}。BMI 值 < 18.5 为营养不良，BMI 值 > 23 为超重，BMI 值 > 25 为肥胖。测量血压，了解是否有高血压等。

◎ 血液化验。可以判断是否贫血，红细胞、白细胞及血小板计数是否正常，测定血糖可了解是否患有糖尿病，测定血脂可了解血脂状况。此外，还可以通过验血了解肝功能，检测血超氧化物歧化酶等了解抗氧化功能，测定血免疫球蛋白含量了解免疫功能以及血液中微量元素的含量等。

◎ 特殊检查。在必要时，可进行心电图检查，了解心脏功能，用 B 型超声波检查肝脏、胆、胰腺、脾、肾等情况，通过 X 线检查肺部，检查骨密度判断骨质是否疏松。

◎ 健康小锦囊

老年人服用保健品最好是在白天的两餐间隙，晚上服用保健品，尤其是睡前进补的习惯并不可取。中医认为，“人动则血行于诸经，人卧则血归于肝”，老年人脾胃虚弱，在睡前进补会增加脾胃的负担，脾胃在消化补品过程中处于“动”的状态，势必影响到肝血的归藏。睡前服用补品还容易出现失眠的情况，这也与脾胃负担重有很大的关系。

使用前最好询问医生

很多人食用保健食品时都是自己判断，并没有事先询问医生。其实，保健食品众多，而且不同的保健食品有不同的保健功能，只有专业人员才能分辨清楚，普通消费者切不可盲目相信保健食品销售者，应在食用保健食品前询问专门的营养科医生。

食用保健食品时间需讲究

一般保健食品，都应在早上空腹时，或者饭前 30 分钟食用。这是因为如果胃肠道中有待消化或未消化完的食物，一般会使保健食品扩散，降低身体对营养素的吸收。不过也有些保健食品是不宜空腹时食用的，如呈弱碱性或者弱酸性的保健食品，或者是服用者本身有疾病的症状时，就应重新考虑服用时间的问题，最好是在向医生咨询后再食用。

另外，在食用含有大量葡萄糖之类的补品时，最好不要在睡前服用。因为睡眠时，人体代谢减慢，心率会降低，血液循环减慢，而保健品中的糖类物质会使血液黏度进一步增强，导致血液循环异常，进而影响身体健康。尤其是患有高血压、高血脂、冠心病和脑缺血的人，睡前更不要轻易服用补品。

食用保健食品方式需仔细

有些保健品的包装上或说明书上注明需要嚼服或水溶后服用，这时我们必须按照要求服用，以免影响保健品功效的正常发挥，如果注明吞服的就不能水溶解服用，如果注明嚼服的则一定不能吞服，水溶的要用温开水冲开后饮用。为什么要吞服呢？因为这类保健食品往往利用缓释功能使有效成分定量、定时匀速向外释放，避免出现“峰合”现象。嚼后服用和水溶后服用的目的是为了能使有效成分广泛地与胃肠粘膜接触，使其更快、更好地被吸收。

保健食品要定量服用吗

有些人为了将营养品所含的丰富营养加速吸收，便大剂量地服用保健食品，这种方法是极端错误的，这样营养物质非但不能大量吸收，而且容易对身体造成伤害。同种类的保健食品也不能同一阶段内同时服用，每日可吸收的营养是有限的，这也是为什么有定量的原因。如果超出定量服用，不但不能有效吸收，而且还会使肝肾负担增大，造成不良影响。

保健食品，你会选购吗

一位业内专业人士认为，选用保健食品，首先要弄清楚保健品的地位和作用。人的衰老是不可抗拒的自然规律，但是延缓衰老、延长寿命是可能的，选用保健品就是措施之一。但是，切不可将其作为灵丹妙药，要树立正确的消费观。

三大原则

我们在选购保健食品时必须遵循三个原则，只有这样才能选购到适合自己健康状况的保健食品。

因人而异。选择保健食品特别是口服保健食品，要根据每个人不同的健康状况、年龄、身体素质来确定，最好在医生指导下进行。

因时制宜。根据四时气候的特点，人们总结出春养肝、夏养心、长夏养脾、秋养肺、冬养肾的五脏调养法以及“春夏养阳，秋冬养阴”的理论。因此，我们在不同的季节宜选择不同的保健食品，来达到随四时而滋补养生的目的。

剂量适度。不管是中药类保健品，还是西药类保健品，剂量均不宜过大、时间不宜过长，要把握适度，切忌滥补、过补，如补阴，过盛会阳气自衰；补阳，久服可伤津耗液。

五项注意

广大消费者在选购保健食品之前，有些关于保健食品的常识是需要人们注意的：

第一项注意

同一种功能的保健食品，往往会出现大多数人吃了有效果，个别人吃了效果不明显的现象，这是由于品牌之间的成分及含量不同，作用的途径或作用的机制不同，加上人群的个体差异，这时不妨换一个品牌，用不同作用途径或作用机制的产品试一试，排除个体差异的可能性。

> **健康小锦囊**
>
> 目前，我国的保健品市场比较混乱，购买保健品时需要格外小心。挑选保健品最简单的诀窍就是要认准“蓝帽子”。我国所有正规的保健食品，不论是国外进口的还是国内生产的，也不管这款产品的批号是“卫食健字”还是“国食健字”，都要求在包装的醒目位置印上“蓝帽子”标志。

第二项注意

大多数保健食品在增强身体机能时的作用较为缓和，食用的时间应该稍长些，有些可以考虑较长期地食用。但有些保健食品如减肥类，在作用达到正常人水平时就不应再食用。

第三项注意

保健食品对人体是安全的，最佳食用量是经过国家卫生部审核批准的产品说明书上的推荐食用量。

第四项注意

保健食品适用于特定的人群。选购保健食品时，一定要详细查看产品标签和说明书，看看自己是否属于该产品所指的特定人群，避免无意义的食用。某些产品在标签和说明书上标有“不适宜人群”项目，选购时应加以注意。

第五项注意

不要盲目听从保健食品的广告宣传。保健食品不是药品，所以国家规定保健食品不得宣传疗效。当你遇到“XX口服液”、“XX精”等声称能治疗心血管疾病、肝胆疾病、胃病等宣传时，那绝对是在骗你。我国《保健食品管理办法》对保健食品的定义是：适宜特定人群食用，具有调节机体功能，不以治疗疾病为目的的食品。如果您感觉身体不适，首先应就诊问医，明确诊断，要是自己盲目服用保健食品，很可能掩盖病情，延缓治疗，影响健康。

“三步走”的选购步骤

第一步：我们要以传统中医观点为指导。中医认为人体脏腑、经络、气血等与大自然气候、地域密切相关，如春主温暖、升发，宜予升补；夏主炎热，宜予清补；秋主凉爽，宜予平补；冬主寒冷收藏，宜予温补。

第二步：购买前要遵照医嘱是条准则。不要偏信天花乱坠的广告宣传，要讲究科学性。专家提醒消费者，选择保健品前，最好先做一次身体检查，确定身体状况，再遵医嘱选择适宜的产品。

第三步：还要注意保健食品的质量和生产日期。质量有问题，粗糙、发霉、变质万不可食用。务必要注意生产日期及有效期限，尤其应注意其产品是否经国家主管部门的审批，以及有无检验合格文号等。经过国家有关部门审批，允许使用相应的保健食品标志。

专家提示：吃（保健食品），重在一个“补”字

保健食品是一种作用于“涉病状态”，即介于健康和疾病之间，有使

人体保持健康状态的作用。保健食品是人类预防疾病，保持健康的首选“武器”。只不过人们目前对保健食品缺乏正确认识，盲目追求急功近利，加之一些假冒伪劣产品严重干扰了保健食品市场的健康发展，使人们对保健食品的认识误入歧途。

保健食品不同于食品可以用来充饥，也不同于药品可以补充营养。保健品除了应具备一般食品的共性外，还必须具有特殊的保健功能。在这些保健食品中，有些是保护机体的正常功能，有些是促进机体功能的正常，有些是延缓机体各项功能的下降趋势，有些是调节机体出现的不正常生理指标，有些是对抗或抑制外界不良因素对机体的侵害，有些是作为某些疾病治疗过程中或身体康复过程中的良好辅助食品，有些是改善生理上的不适状态，有些是增强机体的应激能力，有些产品还具有美容功能。总的来说，保健食品是一种不以治疗为目的，用来调补身体的供人食用的无毒无害、符合营养要求的食品。

保健品该怎么补呢

在选购保健食品之前，必须听从医生的建议，合理进补，以免带来不必要的危害。

● 明确需要调补的部位。人体有五脏六腑，一般调补应以五脏为主，主要根据各脏器的生理功能进行调补。如肺脏就要选择补气与补阴两类。补气可选用人参、黄花等；补肺阴可选用沙参、天冬等。补肾阴可选枸杞子、阿胶等；补肾阳可选用鹿茸、仙茅等；补肾精可选冬虫夏草、核桃肉等。

● 选择适宜调补的季节。中医讲究春夏养阳，秋冬养阴，也就是说对于素体阳虚的人，在春夏阳气渐盛的季节，注意养阳和补阳，就更能达到调补阳气的目的。在调补时间上，对于大病之后或产后，应该提倡短时进补，进补量要稍重一些，因为大病或产后体虚的程度较重，急需短期内恢复过来。

● 要根据性别、年龄及职业的不同选择进补。

一般说，妇女调补以补血为主。可选用阿胶、桂圆肉、首乌等；男性则以肾气为主，可选用人参、灵芝、海狗肾等；儿童正处在生长发育阶段，“脾为后天之本”，因此，应重在健脾益肾，可选用燕窝、太子参、黄花等；老年人以肾为本，重在补肾，可选用鹿茸、鳖甲等。脑力劳动者心血易耗，调补宜养心益脑，可选用人参、桂圆肉、西洋参、山萸肉等；体力劳动者平时易耗气伤阴，宜气阴双补，可选用人参、黄花、黄精、百合、枸杞子等。

什么人不需要进补

毫无疑问，适当服用保健食品，可以增强体质和辅助治疗某些疾病，但这种介于食物和药物之间的礼品并非人人都适用。即使适用，服用多长时间、如何服用都有一定的讲究，如果受礼者不注意这些问题，在吃保健食品时就有可能吃出问题。

● 西洋参：疲劳、抵抗力低下者适合进补。西洋参的制剂种类很多，市场上最为常见的是口服液、胶囊和含片。一些人把西洋参当做无所不能的宝贝。虽然西洋参适用范围较广，但不是人人都可食用。

中医认为西洋参性寒，味甘微苦，具有补气养阴、清火除烦、养胃生津的功效，可用于心烦失眠、口咽干燥、肺虚久咳、四肢倦怠等症，也就是西医所讲的易疲劳、抵抗力低下者。

虽然西洋参是个好东西，但儿童和孕妇并不适合食用西洋参。西洋参最适宜于气阴两虚有内热的病人，而对于胃有寒湿、脾阴虚弱、舌苔腻浊等人群则应忌用，正常人处于咳嗽、感冒期时也不宜服用。

● 蛋白质粉：每天的摄入量因人而异。蛋白质是生活中人体最重要的营养素之一，能促进人体生长发育、修复受损组织、参与新陈代谢、延缓人体衰老、延年益寿等。

蛋白质藏在日常人们吃的食物中。蛋白质摄入量因人的年龄、体重及劳动强度不同而存在一定的差异。一个健康成年人每日约需 70 克的蛋白质，如果是烧伤患者或者孕妇，每日约需 90 克的蛋白质，如果摄入量过低，就会出现营养不良的情况。

向食物要健康

人们从食物中获得人体所需的蛋白质、脂肪、碳水化合物、维生素、水、膳食纤维和矿物质等营养成分，以维持自身的生命。但人体所需营养素的需要量不同，如果摄入不足就会发生营养素缺乏，如果过量还会出现营养过剩，这两种情况都有可能导致疾病的产生。

人体必需营养素知多少

我们知道食物是维持人类生存的基本物质之一，人类从食物中获得营养成分，以维持自身的生命需求。人体需要的营养成分有几十种，主要包括蛋白质、脂肪、碳水化合物、维生素、水、膳食纤维和矿物质。每种营养成分都是人体所必需的，缺一不可。但各种营养素的需要量不同，如果不能满足人体的需要，就会发生营养缺乏；如果过量，就会出现营养过剩。

不同营养成分的功能不同，它们或者为我们提供生命活动所需的能量，或者构成我们身体的一部分，还有的可以调节人体内的生理生化反应。营养缺乏与过剩都会对机体的健康产生不利影响。营养缺乏可以导致营养缺乏症，其危害程度和所缺乏的营养素种类以及缺乏的程度、持续的时间有关。为此，我们必须通过食物摄入一定的营养素。

人体必需营养素知多少？

蛋白质

蛋白质是生命的物质基础，没有蛋白质就没有人的生命。蛋白质在人体中的主要功能是构成组织和修补组织。人体的大脑、神经、肌肉、内脏、血液、皮肤乃至指甲、头发等都是以蛋白质为主要成分构成的。在人的生长发育中，随着机体内新陈代谢的不断进行，部分蛋白质分解，组织衰老更新以及损伤后的组织修复等都需要不断补充蛋白质。因此，人每天都要补充一定量的蛋白质，以满足身体的正常需要。另外，人体内的化学变化几乎都是在酶的催化下不断进行的，激素则对代谢的调节起着重要作用，而酶和激素都直接或间接来自于蛋白质。

蛋白质在人体内还有防御功能和运动功能。人体抵抗力的强弱，取决于人体中抵抗疾病的抗体的多少，而抗体的生成与蛋白质有密切关系。近年来被誉为抑制病毒的法宝和抗癌生力军的干扰素，就是一种复合蛋白质，是由糖和蛋白质结合而成的。肌肉收缩依赖于肌球蛋白和肌动蛋白，有肌肉收缩才有躯体运动、呼吸，消化及血液循环等生理活动。

人体每日需要的能量，主要来自于糖类及脂肪。当蛋白质的量超过人体的需要，或者饮食中的糖类、脂肪供给不足时，蛋白质也可以分解，为人体提供热量。在人体新陈代谢过程中，被更新的组织蛋白也可氧化产生热能，满足人体的需要。不论是营养素的吸收、运输和储存，还是其他物质的运输和储存，都有特殊蛋白质作为载体。如氧和二氧化碳在血液中的运输、脂类的运输、铁的运输和储存都与蛋白质有密切的关系。

糖类

糖类在体内的主要方式是葡萄糖，是人类主要的供能物质，每克糖在体内进行生物氧化可以产生 4 千卡的能量。人类器官活动的大部分能量由葡萄糖提供，大脑更是只利用葡萄糖作为能量来源。但是，即使短期内摄入大量糖类，也会很快代谢或转化为脂肪，以维持血糖的相对稳定。因此，需要不断补充糖类。糖类摄入不足不仅可以造成低血糖，使大脑能量不足而出现低血糖昏迷，还会因需要消耗蛋白质、脂肪来补充能量而造成代谢紊乱。过多地消耗蛋白质会造成蛋白质的浪费，并因蛋白质代谢产生的含氮物质而增加肾脏的负担；消耗脂肪过多，会造成机体产生大量酮体而出现酮症酸中毒。糖类主要存在于粮谷类食品和水果，以及某些含糖饮料中。

水

水是生命之源，但由于目前水来源容易，往往会被人们所忽略。其实，水也是非常重要的营养物质。水是体内所有生理生化反应的溶剂，也是运输工具，不仅组成血液运送营养成分，也是运送代谢废物及有毒有害物质的载体，因此每天要通过尿液损失1.5—2.0升的水。水还是维持体温的重要介质，通过皮肤的蒸发和汗液的挥发，可以调节体温。因此，每天必须摄入足够的水以补充排泄的损失。

水溶性维生素

水溶性维生素是一类在水中可溶解的有机营养分子。其中包括在酶的催化中起着重要作用的B族维生素以及抗坏血酸，主要有维生素B1、B2、B5、B6、B12、叶酸、胆碱、生物素、维生素C等。这些维生素具有重要的生理作用，但因为不溶于脂类，因此不易在体内储存；过量食用也会以原型或经代谢后排出体外，因此需要不断补充。

膳食纤维

膳食纤维是一般不易被人体消化吸收的食物营养素，主要来自于植物的细胞壁，包含半纤维素、纤维素、木质素、树脂及果胶等。由于其不易被消化，因此，很长时间人们没有将其作为营养素看待。但随着认识的深入，膳食纤维的生理作用已被广泛接受，膳食纤维具有防止便秘、降低脂肪与糖的吸收、降低能量摄入等作用，对降低慢性疾病的发生具有一定的作用。膳食纤维不被吸收的性质造成了食物中的膳食纤维只能以食物残渣的方式随粪便排出体外，因此也需要不断摄取。

植物化学物质

植物化学物质是植物中含有的活跃并且具有保健功能的物质，被人们誉为“植物给予人类的礼物”。但是直到近年来，食物中的这类物质才开始受到广泛关注。植物化学物质主要有多酚、皂甙、硫氰甙类物质、萜烯类物质、生物碱等，现代科学证明这些物质对人体具有重要的作用。这类物质一方面含量较低，一方面多为小分子成分，在体内代谢与排出较快，因此，也需要每天摄取。

当然，其他营养素如脂类、脂溶性维生素、矿物质同样重要。只是它们在体内往往有一定的储备，不是每天都必须摄入，但长期摄入不足同样会造成缺乏。

膳食纤维有妨碍消化与吸附营养的副作用。因此，胃气不强的人，吃了粗粮就会感觉胃不舒服；有些人不能喝肉汤和果汁，吃了粗粮还会引起营养不良。也正是因为如此，必须在提升胃气与喝肉汤、果汁的情况之下，才能坚持吃粗粮。

每天都应该吃的食物

我们每天都在吃食物，有的人能吃出健康，而有的人却吃坏了身体。人们每天都该吃的食物有哪些呢？而哪些食物又不宜每天吃呢？

每天都应该吃的食物

下面这几类食物，我们应该天天吃，这样吃才不会生病。

● 谷粮类。这类食物主要包括米、面、杂粮等，是我们天天应吃的主食。这类食物含有大量糖类，同时还含蛋白质、脂肪、矿物质和 B 族维生素类等人体所需的营养成分。谷类食物富含营养素，且含量较为均衡，具有维持人体生命活动所需的能量，因此应该天天食用。

● 动物性食物。这类食物主要包括鸡、鸭、鱼、肉、奶、蛋、虾、贝等品种，这类食物含有蛋白质、脂肪、矿物质、维生素 A 和 B 族维生素等，营养价值极高。而且需要指出的是，动物性食物所含有的蛋白质多为优良蛋白质，可与其他植物蛋白互补，有利于人体吸收、利用。此外，动物性食物含有较多的铁，人体对这种铁的吸收率也高，是补铁的最佳食品。

● 奶类食品。调查研究指出，我国的饮食习惯决定了中国人的钙的摄入量不足，这严重影响了人体骨骼的发育和健康。而在食物中，牛奶是最好的钙来源。因此，人们应养成每天喝牛奶的习惯。需要指出的是，有些人特别是老年人，由于肠道内缺乏乳糖酶，饮用牛奶后会出现腹痛、腹泻和腹胀的现象，即发生乳糖不耐受的现象，这些人不妨尝试着饮用酸奶。由于酸奶的乳糖会在微生物酶的作用下产生部分分解，这样就降低了乳糖含量，可以缓解乳糖不耐受症的发生。

◎ 蔬菜。大家都知道，蔬菜是人们每天都必需吃的，这样才能满足人体所需的营养。蔬菜主要包括鲜豆、根茎、叶菜、茄果等食物，富含膳食纤维、矿物质、维生素C和胡萝卜素等营养元素。蔬菜可为人们提供丰富的维生素C、维生素A及胡萝卜素。从蔬菜摄取维生素A较从动物性食物中摄取维生素A安全很多，这是因为蔬菜不含动物内脏的饱和脂肪与胆固醇，而且胡萝卜素转化为维生素A会受到体内维生素A含量的影响，因此也不会发生维生素A过量中毒的现象。

不宜天天吃的食物

◎ 油条。油条香脆可口，为了使其香脆，在制作时会在面粉中加入明矾(硫酸钾铝)，据检测，两根油条中的含铝量可达到20—30毫克。人体如果摄入过量的铝，可抑制磷在肠道的吸收，使骨骼中磷的含量下降，从而影响钙的吸收，导致骨质疏松或骨折，过量的铝蓄积在脑中，还可引起大脑神经退化，使儿童智力迟钝，成年人形成痴呆症状。

> **◎ 健康小锦囊**
>
> 粮谷类食物应是人们天天吃的食物。但许多想减肥的人为了减轻自己的体重，几乎不食用或很少食用粮谷类食物，这种观点比较片面。研究表明，由干面粉或大米制作而成的食物所含的能量要低于一些蔬菜制成的菜肴。

◎ 牛肉。如今，牛肉已成为人们非常喜欢的肉类食物之一，它含有丰富的蛋白质，而且脂肪含量还较低，味道鲜美，被称为“肉中骄子”。但是，由于牛肉的肌肉纤维较粗糙不易消化，更含有较高的胆固醇和脂肪，而且牛肉还含有恶臭乙醛，过多摄入不利于健康，因此，不宜天天吃，每周吃一次牛肉即可。

五谷杂粮利健康

提到进补，人们往往首先想到是肉类、山珍海味及各种保健品等。其实，我们平常吃的五谷杂粮也是很好的补品。中医有“药食同源”的说法，五谷杂粮的药性既可以用来防治疾病，又经济实用，且没有副作用。

大米

大米又名粳米，中医认为大米性味甘平，有健脾养胃、补中益气、通血脉、益精强志、聪耳明目、止渴、止烦、止泻的功效，认为多食能“强身好颜色”。大米是中国人的主食之一，虽然大米中各种营养素含量不是很高，但因人们食用量大，故其也具有很高的营养功效，是补充营养素的基础食物。米粥具有补脾、和胃、清肺功效。米汤有益气、养阴、润燥的功能，性味甘平，有益于婴儿的发育和健康，能刺激胃液的分泌，有助于消化，并对脂肪的吸收有促进作用，亦能促使奶粉中的酪蛋白形成疏松而又柔软的小凝块，使之容易消化吸收，因此用米汤冲奶粉或给婴儿作辅助饮食都是比较理想的。

小米

小米又名粟米，味甘性平，有健脾和胃的作用，适用于脾胃虚热、腹泻、反胃呕吐及产后、病后体虚者食用。小米原产于中国黄河流域，它的营养价值很高，含有大量的蛋白质、脂肪、维生素等。小米熬粥时上面浮着一层细腻的黏稠物，俗称为“米油”。中医认为，米油的营养价值极高，滋补力最强，有“米油可代参汤”的说法。

小麦

小麦味甘，性平微寒，有养心安神、健脾益肾的功效。小麦一般是秋天种下，冬天成长，春天长叶，夏天结果实，具备了四季的精华，因此被称为“五谷之贵”。心烦失眠者可用小麦与大米、大枣一起煮粥服食。此外，麦麸含高膳食纤维，对动脉粥样硬化、糖尿病、高脂蛋白血症、老年性便秘、痔疮、结肠癌都有防治作用。

玉米

玉米味甘性平，具有开胃益智、宁心活血、健脾利湿的作用。玉米油中的亚油酸能防止胆固醇向血管壁沉淀，对防止高血压、冠心病有积极作用。此外，它还有利尿和降低血糖的功效，特别适合糖尿病患者食用。美国科学家还发现，吃玉米能刺激脑细胞，增强人的记忆力。玉米中所含的黄体素和玉米黄质可以预防老年人眼睛黄斑性病变的发生。

健康小锦囊

高粱皮中含有一种特殊的成分单宁，单宁有涩味，食用后会妨碍人体对食物的消化吸收，还易引起便秘。但当高粱的加工精度比较高时，可以消除单宁的不良影响，还可以提高蛋白质的消化吸收率。

苡米

苡米又叫薏米，所含的蛋白质远比米、面高，易消化吸收，对减轻胃肠负担、增强体质有益。中医认为，苡米味甘淡，性微寒，有利湿、清热、健脾、补肺的作用。现代研究证明，苡米有增强免疫力、降血糖、抗肿瘤等功效。将苡米与大米煮粥或加入适量冰糖食用，能使肿瘤患者食欲增加、减低放化疗的毒副作用。此外，苡米中含有的薏苡素对横纹肌有抑制作用，可减少皱纹，爱美的人不妨多吃。

高粱

高粱味甘性温，有健脾益胃的作用。高粱蛋白质中赖氨酸含量较低，属于半完全蛋白质。高粱的尼克酸含量不如玉米多，但却能为人体所吸收，因此，以高粱为主食的地区很少发生"癞皮病"。小儿消化不良，可取高粱入锅炒香，去壳磨粉，每次取 2 至 3 克调服。但高粱性温，含有具收敛止泻作用的鞣酸，便秘者不宜食用。

黄豆

黄豆性平味甘，有健脾益气的作用，脾胃虚弱者宜常吃。黄豆的营养价值丰富，素有"豆中之王"之称，被人们叫做"绿色的乳牛"、"植物肉"。干黄豆中含高品质的蛋白质约 40%，为其他豆类之冠。用黄豆制成的各种豆制品如豆腐、豆浆等，也具有药性：豆腐可宽中益气、清热散血，尤其适宜痰热咳喘、伤风外感、咽喉肿痛者食用。

延伸阅读

五谷杂粮的最佳吃法

中国素有"五谷为养"的传统，几千年来人们都把五谷作为主食。但是，随着生活水平的提高，人们的饮食习惯逐渐"西化"，患"富贵病"的人数激增，因此为了人们的身体健康，继承我国传统的膳食结构是国人的必然选择。五谷杂粮营养丰富，但由于难以消化而让许多人望而却步。下面介绍五种吃法，让你吃出健康的同时，也获得口感的享受。

糙米稀饭

糙米是指含有胚芽和皮层、糊粉层的米，它最大的特点就是含有胚芽，其中纤维素和维生素的含量都很高，常吃能够起到降低胆固醇和脂肪的作用，糙米中含锌也很多，能够改善皮肤粗糙的情况。

糙米在一般的超市中就可以买到，外观完整，浅褐色或者黄褐色的散发香味的糙米最好。在做糙米粥之前，要先把糙米在水中浸泡30分钟左右，然后就像做正常的米粥一样煮就可以了。糙米粥能刺激胃液的分泌，有助于消化和营养的吸收。但是糖尿病患者最好不要直接喝这种糙米白粥，通常情况下，直接喝白粥，可能会引起血糖的突然增高。

高粱点心

如果用高粱熬粥或做成米饭，口感会比较粗糙，让人难以下咽。但是当高粱磨成面粉做成点心后，就会感觉细腻营养了很多。高粱米最适合做一种叫高粱粑的点心，就是把高粱米磨成粉后加入泡打粉、白糖、鸡蛋和适量水调到黏稠，揉成面团，把高粱面团按平蒸熟，下油（油食品）锅稍炸，撒上芝麻即可。

对于一些胃肠功能较弱的人来说吃高粱粑不好消化，可以尝试把高粱做成高粱羹，比如在做玉米羹或者银耳羹的时候放上一些高粱，可以让原本就非常营养的羹汤增加一些丰润的口感。

薏米煲汤

薏米像米又像仁，所以有很多地方叫它薏仁。由于颗粒饱满的薏米清新黏稠，加之薏米的公害少，现在更多的人喜欢吃薏米。但是很少有人知道薏米还有很多功效。中医上说，薏米具有清肺热、去风湿、强筋骨、健脾胃、消水肿等作用。薏米对女性来说是非常好的滋补品，大量的维生素B1能够使女性的皮肤美白光滑，减少皱纹，消除色素斑点，还有抗子宫癌的作用。

薏米性微寒，所以并不适合单吃或者煮粥吃。但可以与一些能起到温补作用的食物一起煲汤，如可以把鸡腿、番茄与薏米一起炖煮，不但容易消化，而且还能起到非常好的滋补效果。但有一点需要人们注意，薏米不容易消化，所以尽量不要多吃，尤其是老年人和儿童以及胃寒或患胃炎的人，吃薏米的时候一定要适量，不要多吃。

荞麦面条

荞麦面是一种灰黑的面粉，但是别看它其貌不扬，营养价值却很高。荞麦面中的维生素 D1、B2 是小麦粉的 3—20 倍，同时含有大量烟酸和芦丁。这两种物质都具有降低血脂和血清胆固醇的作用，是治疗心血管病的良药，对防治高血压和心脏病也有重要作用。荞麦面还含有较多的矿物质，特别是磷、铁、镁，对于维持人体心血管系统和造血系统的正常生理功能具有重要作用。

荞麦面有各种各样的食用方法，不过人们最为习惯的还是用它做荞麦面条。成长过程中的儿童，更适合吃一些荞麦面，其中的赖氨酸和精氨酸会让孩子更聪明，长得更高。但是家长们给孩子做荞麦面条的时候，也有一些需要注意的地方。荞麦面条最适合的搭配就是用肉末和黄瓜一起凉拌，荞麦面性凉，容易伤胃，所以在做的时候一定要泡得时间长一些，直到泡软，口感更好，也更容易消化。黄瓜可以让荞麦面不腻且更清爽，而肉末最好采用羊肉末，羊肉温暖养胃和荞麦是很好的搭配。

老年人和小孩子最适合食用荞麦，偶尔吃一吃荞麦面条，老年人可以用来减血脂、降血压，小孩子在成长期间更是少不了荞麦。荞麦面条虽然好吃，但是并不适合早餐和晚餐，食用过多荞麦面条容易造成消化不良，甚至会损害胃肠器官。

糯米酒酿

人们习惯用糯米煮粥或者做汤圆，但是最健康的做法还是把它做成酒酿。糯米有助消化、安神的作用，能够缓解疲劳和头昏眼花的症状，把糯米做成酒酿以后这些效果更加突出，而且食用方便，不太受使用量的限制。

我们可以用糯米、薏米、芡实米、茯苓粗粉、莲子粗粉、山药粗粉、酒酿曲适量混合在一起，将拌匀的原料放入搪瓷盆中，加水适量，在笼屉中蒸 1 小时，拿出放冷，拌入酒酿曲，把盆放在约 25℃ 的环境中，约 36 至 48 小时，原料即发酵成为酒酿。如果爱吃甜的可以加一些冰糖。酒酿可以在中午和晚上服用，不但帮助消化，而且镇静安神，也会让胃觉得很舒服。

吃对水果不生病

如今，水果已成为人们餐桌上必不可少的营养来源。但是你知道吗？水果并不是吃进肚子就对身体有益，水果也有性、味，只有吃对了水果，才可以利用水果的属性调理身体机能，吃错了，将有损身体健康。

我们怎样才能吃对水果不生病呢？

把握好吃水果的时间

吃水果时，人们总是想起它们来才吃，其实，这种吃法比较片面，不科学。吃水果的最佳时间是餐前或是两餐之间。早餐或是午餐、晚餐的一个小时前，或是两餐之间吃水果，水果的养分极易被肠胃消化吸收。如果饭后再吃水果，因为胃里尚有其他食物等待消化，水果只能排在后面，养分不仅不被吸收，还容易造成消化功能混乱。

需要指出的是，有些水果不宜空腹吃，如番茄、柿子、香蕉、橘子、甘蔗、荔枝等，如果空腹吃，极有可能造成肠胃不舒服。

把握好吃水果的量

许多人认为水果营养丰富，于是吃起水果来没完没了，有的人更是将水果当成主食。其实，吃水果讲究量，并不是多多益善。美国的营养专家们指出，每天吃水果在200克左右最好，即要每天吃2个拳头大小的水果。

我们在吃水果时，还应注意水果的颜色，尽量选择不同颜色的水果食用，这样可摄取到不同的营养。

下面介绍几种不同颜色水果的不同功能：

紫色水果可抗老化：如蓝莓、黑莓等。

白色水果含硫化物，降低胆固醇：如梨子、白桃等。

黄色水果含胡萝卜素，提升免疫力：如柑橘、葡萄柚。

绿色水果含黄体素，强健骨骼与牙齿：如奇异果、酪梨。

红色水果含茄红素，保健泌尿系统：如西瓜、番茄。

水果要每天吃

一些专家指出水果并不是可有可无的零食，相反，它对人们的健康和疾病预防具有很大的作用。因此，人们宜每天都吃，而且要按量吃。水果中含有糖分、维生素和矿物质等营养成分，还含有有益于人体健康的生物活性物质，如胡萝卜素、生物类黄酮、花青素和前花青素、有机酸等。水果中的维生素主要是维生素 C、胡萝卜素和一些 B 族维生素，这是人们膳食中维生素的主要来源。大量科学研究表明，经常吃水果可明显降低患肿瘤等慢性疾病的危险度；水果中还含有许多抗氧化成分，可延缓细胞的衰老过程；大量的维生素还可维持细胞的正常分化。

> **健康小锦囊**
>
> 如果是情绪亢奋，性子急、面部潮红，便秘或者口干的症状者，可以多吃凉性的水果，如杨桃、柿子、柚子、西瓜等；如果是易疲倦、面色白、易拉肚子、不喜欢喝水等症者应多吃温热性的水果，如桃子、龙眼、樱桃和荔枝等。

可见，在人们日常饮食中不可缺少水果，不过，我们在吃水果时一定要讲究方法，不可盲目地吃。

延伸阅读

几类水果的营养价值

我们选择了人们常吃的几种水果,看看它们对身体有哪些好处呢?

苹果

酸甜可口,营养丰富,是老幼皆宜的水果之一。它的营养价值和医疗价值都很高,许多美国人每周节食一天只吃苹果,并把这天称做“苹果日”。苹果富含糖类和钾盐,肾炎及糖尿病患者不宜多食。苹果中的维生素C可有效缓解心脏病患者的病情,还能改善脂肪特别是胆固醇的代谢,预防心血管疾病。目前空气污染比较严重,多吃苹果可改善呼吸系统和肺功能,保护肺部免受污染和烟尘的影响。苹果中的胶质和向量元素铬能保持血糖的稳定,所以苹果不但是糖尿病患者的健康小吃,而且是一切想要控制血糖水平的人必不可少的水果。苹果还能防癌,预防铅中毒。

职业人群的压力很大,很多人都有不同程度的紧张、忧郁,这时如果拿起一个苹果闻一闻,不良情绪就会有所缓解,同时还可提神醒脑,提高工作效率。孕期的准妈妈每天吃个苹果可以减轻孕期反应。吃苹果时要细嚼慢咽,这样不仅有利于消化,更重要的是对减少人体疾病大有好处。

杏

杏果肉黄软,酸甜多汁,是夏季人们经常食用的水果之一。未成熟的杏中含有丰富的类黄酮,类黄酮能减少心肌梗死,预防心脏病。因此,常食杏脯、杏干,对心脏病患者有一定好处。杏也是维生素B17含量最为丰富的水果,维生素B17对癌细胞有杀灭作用,是极有效的抗癌物质。苦杏仁能止咳平喘,润肠通便,可治疗肺痛、咳嗽等疾病。甜杏仁和日常吃的干果大杏仁偏于滋润,有一定的补肺作用。杏仁还含有丰富的维生素C和多酚类成分，这种成分不但能够降低人体内胆固醇的含量，还能显著降低心脏病和很多慢性病的发病危险性。杏仁富含维生素E，有美容功效，能促进皮肤微循环，使皮肤红润光泽。

但人们吃杏要注意：未成熟的杏不能吃；杏虽然好吃但不可以多吃；加工成的杏脯、杏干，有害的物质已经挥发或溶解掉，可以放心食用。

香蕉

香蕉是人们喜爱的水果之一，欧洲人称它为“快乐水果”，而且香蕉还是女孩子们钟爱的减肥佳果。传说是因为佛祖释迦牟尼吃了香蕉而获得智慧，所以香蕉又被称为“智慧之果”。睡前吃香蕉，还有镇静心神的作用。香蕉还可以预防中风和高血压，起到降血压、保护血管的作用。美国专家研究证实：每天吃两根香蕉，可使血压降低10%。香蕉富含维生素A，能有效维护皮肤毛发的健康，对手足皮肤皲裂十分有效，还能令皮肤光润细滑。

在繁忙的生活中，利用健康食品或补充剂来补充饮食不均衡的人越来越多了。香蕉几乎含有所有的维生素和矿物质，食物纤维含量丰富，而热量却很低。因此，香蕉就成了减肥的最佳食品，是女士们的最爱水果。

成熟的香蕉还有润肠通便、润肺止咳、清热解毒、助消化和滋补的作用。但胃酸过多者不宜吃，胃痛、消化不良、腹泻患者也应少吃。

樱桃

别名莺桃，是上市最早的一种乔木果实，据说黄莺喜好啄食这种果子，因而得名为“莺桃”。樱桃的含铁量特别高，位于各种水果之首。常食樱桃可补充体内对铁元素的需求，促进血红蛋白再生，既可防治缺铁性贫血，又可增强体质，健脑益智。樱桃营养丰富，具有调中益气，健脾和胃，祛风湿等功效，对食欲不振、消化不良、风湿疼痛等均有益处。经常食用樱桃可养颜驻容，去皱消斑，使皮肤红润嫩白。但樱桃因含铁多，再加上含有一定量的氰甙，若食用过多会引起铁中毒或氢氧化物中毒。轻度不适可用甘蔗汁来清热解毒。由于樱桃性温热，患热性病及虚热咳嗽者要忌食。

蔬菜的营养神话

我国传统中医有“五谷为养，五果为助，五畜为益，五菜为充，气味合而服之，以补中益气”的说法。其中的五菜，泛指所有蔬菜。蔬菜营养丰富，人们每天都离不开它。

众所周知，人体自身代谢无法产生维生素，必须靠蔬菜、谷物等食物供给，因此蔬菜就是人体所需营养素的主要来源之一。据科学分析，蔬菜的含水量为80%—95%，同时含有人体必须的维生素、矿物质、碳水化合物、蛋白质等。可见，蔬菜是人们摄取营养的重要途径。由于不同蔬菜所含的营养成分不同，因此吃蔬菜时不可挑食，应全面、均衡地摄取蔬菜中的营养。

蔬菜含有维生素 A

维生素 A 是一种脂溶性维生素，它能促进人体生长发育，因此又被称为生长维生素。维生素 A 还能维持一切黏膜及上皮组织的正常功能，同时又是合成视网膜视紫质的重要成分。如果缺乏维生素 A，人就会生长停滞，抵抗力下降，表皮细胞过度角质化，皮肤变得干裂粗糙，易患多种皮肤病，还会引起严重的眼病，如烂眼、夜盲症等。许多蔬菜都含有类胡萝卜素（维生素 A 原），多吃这些蔬菜不仅可避免这些疾病的发生，还可使皮肤变得细腻、柔润。这类蔬菜包括芹菜、胡萝卜、菠菜、韭菜、茼蒿、芫荽、苋菜、蕹菜、黄瓜、辣椒、南瓜、青菜、葱、青豌豆、菜豆、芥菜等。

B族维生素

B族维生素对碳水化合物的代谢非常重要,缺乏B族维生素可使人的食欲减退,出现恶心、呕吐、便秘、肌肉疼痛、麻痹、下肢瘫痪等症。富含B族维生素的蔬菜有豆芽、土豆、芹菜叶、莴笋叶、西兰花、苋菜、大蒜、黄花菜、豌豆、菜豆、黄豆、蚕豆、金针菜、紫菜、韭菜、洋葱、西葫芦、芥菜、蘑菇、豇豆、白菜、绿叶蔬菜、花生等。

维生素C

这类维生素又被称为抗坏血酸,对预防和治疗坏血病有极好的疗效;此外,维生素C还能有效预防感冒,防癌。维生素C对治疗眼病,腰腿疼痛,对老年性腰背痛疗效显著,还可降低血清胆固醇,对预防和治疗冠心病有很好的效果,还可增强肝脏解毒能力,对肝炎、肝性昏迷也有相当的疗效;维生素C还具有美容效果,可以抑制黑斑生成。总之,维生素C在防病治病、美容、养生益寿方面有很好的作用。富含维生素C的蔬菜有辣椒、苦瓜、西兰花、花椰菜、甘蓝、萝卜、番茄、蒜苗、苋菜、豌豆苗等。

其他维生素

除了上述维生素外,一些蔬菜还含有维生素E和维生素K两类脂溶性维生素,这两种维生素对人体健康也很有益。菠菜、苜蓿等绿叶蔬菜中富含维生素K。

矿物质

人体所需矿物质的主要来源之一就是蔬菜。尽管人体内矿物质含量较少,但种类却很多(50多种),其中人体需要量大,又容易缺乏的是钙、磷、铁三种。

- 钙。人体中的钙主要功能是构成骨骼和牙齿,与磷共同建造人体骨架，含钙多的蔬菜主要有豆类、黄花菜、苋菜、芹菜甘蓝、芫荽等。

◉ 磷。也是人体骨骼和牙齿的主要构成成分，同时也是脑、脊髓和一切细胞原生质体所必须的、体内代谢中必不可少的物质，特别是三磷酸腺苷，能供给人体活动所需能量。含磷多的蔬菜有豆类、马铃薯、芹菜、甘蓝、洋葱、黄花菜、花椰菜等。

◉ 铁。尽管人体内含铁较少，但对人的生命极为重要。铁的最大功用是制造血红蛋白，其主要功能是造血。如果造血的营养不足，就会产生营养性贫血，其中缺铁性贫血最常见，特别是婴幼儿患缺铁性贫血的，容易感染其他疾病，严重的甚至影响智力。含铁较多的蔬菜有韭菜、胡萝卜、芹菜（柄）、莴笋（叶）、四季豆（豆类）、西兰花、花椰菜等。

此外，蔬菜中的矿物质对维持人体内酸碱平衡有很大帮助。蔬菜所含的钙、磷、铁、钾等矿物质在人体内会产生盐基以中和米、面、肉、鱼等食品所产生的酸素，因为血液必须维持微碱性，倘若变成酸性，便会使人中毒。矿物质还可保持血液有一定的渗透压，维持人体组织器官与脏器的代谢，因此可起到美容的作用，所以矿物质又称为“食品化妆品”。

纤维素

蔬菜还含有较多纤维素，食物纤维是食物中各种营养成分被吸收后所剩下的渣滓，即粗纤维，对人体健康有益。纤维素可使人体肠胃中的食物变为疏松状态，增加与消化液的接触面，容易消化，还能促进肠蠕动，使食物残渣和有害的代谢物质顺利排出体外，防治便秘，防止结肠癌的发生。同时，纤维素还可防治高血压、糖尿病、心血管病、肥胖症等。人们常说“药食同源”实质上就是指蔬菜在防治疾病方面的功效。

健康小锦囊

据中华医学会营养委员会的建议，每人每天吃500克左右的蔬菜就可满足对维生素、矿物质等各种营养成分的需求。

可见，蔬菜是人类不可缺少的重要食物之一，是人类维生素、矿物质、蛋白质、碳水化合物等营养物质的重要来源，它缔造了营养神话。要想身体好，不可一日无菜。

延伸阅读

几种蔬菜的营养价值

人们在日常饮食中，经常食用一些蔬菜既可补充身体所需的营养元素，又能增强身体免疫力，使人们保持健康的体质。

芹菜

芹菜是人们常用的蔬菜之一，既可凉拌，又能热炒，深受广大消费者的喜爱。近年来研究表明，芹菜具有很好的药用价值。芹菜含铁量较高，是缺铁性贫血患者的佳蔬。芹菜也可辅助治疗高血压病及其并发症，对于血管硬化、神经衰弱患者亦有辅助治疗作用。芹菜的叶、茎含有挥发性物质，别具芳香，能增强人的食欲。芹菜汁还有降血糖作用。经常吃些芹菜，可以中和尿酸及体内的酸性物质，对预防痛风有较好效果。芹菜含有锌元素，是一种性功能食品，能促进人的性兴奋，西方称之为“夫妻菜”，曾被古希腊的僧侣列为禁食。

很多人只吃芹菜杆，其实芹菜叶的降压效果很好，营养成分很高，而且滋味爽口。择下的芹菜叶可以凉拌，增加个下酒小菜。芹菜叶中所含的维生素 C 比茎多，含有的胡萝卜素也比茎部高，因此吃时不要把能吃的嫩叶扔掉。我们可以将芹菜叶做汤，长期食用可以帮助人安眠入睡，使皮肤有光泽。芹菜有降血压作用，故血压偏低者慎用。

西红柿

西红柿又名番茄、洋柿子。西红柿含有丰富的胡萝卜素，维生素 B 和维生素C,尤其是番茄红素。番茄红素含有对心血管具有保护作用的维生素和矿物质元素,能减少心脏病的发作。番茄红素具有独特的抗氧化能力,能清除自由基,保护细胞,使脱氧核糖核酸及基因免遭破坏,能阻止癌变进程。西红柿除了对前列腺癌有预防作用外,还能有效减少胰腺癌、直肠癌、喉癌、口腔癌、乳腺癌等癌症的发病危险。番茄含有维生素C,有生津止渴,健胃消食,凉血平肝,清热解毒,降低血压之功效,对高血压、肾脏病人有良好的辅助治疗作用。多吃番茄具有抗衰老作用,使皮肤保持白皙。尼克酸能维持胃液的正常分泌,保进红血球的形成,有利于保持血管壁的弹性和保护皮肤。所以,食用西红柿对防治动脉硬化、高血压和冠心病也有帮助。

西红柿多汁,可以利尿,肾炎病人不宜食用。烹调时不要久煮,烧煮时稍加些醋,就能破坏其中的有害物质番茄碱。青色未熟的西红柿不宜食。急性肠炎、菌痢及溃疡活动期病人也不宜食用。

茄子

茄子是为数不多的紫色蔬菜之一,也是餐桌上十分常见的家常蔬菜。在它的紫皮中含有丰富的维生素E和维生素P,这是其他蔬菜所不能比的。维生素P可软化微细血管,防止血管出血,对高血压、动脉硬化、咯血、紫癜及坏血病患者均有益。茄子纤维中所含的维生素C和皂草甙,具有降低胆固醇的功效。国外学者提出12种降低胆固醇的方法,食用茄子即是其中方法之一。此外,茄子所含的B族维生素对痛经、慢性胃炎及肾炎水肿等也有一定辅助治疗作用。

在茄子萼片与果实相连接的地方,有一圈浅色环带,这条带越宽、越明显,就说明茄子果实正快速生长,没有老化。如果环带不明显,说明茄子采收时已停止生长,此时的茄子已经变老,影响食用。茄子性凉,体弱胃寒的人不宜多吃。老茄子,特别是秋后的老茄子有较多茄碱,对人体有害,不宜多吃。油炸茄子会造成维生素P大量损失,挂糊上浆后炸制能减少这种损失。

菠菜

古代阿拉伯人称菠菜为“蔬菜之王”。菠菜不仅含有大量的β-胡萝卜素和铁，也是维生素B6、叶酸和钾的极佳来源。

菠菜对缺铁性贫血有改善作用，能令人面色红润、光彩照人，因此被推崇为养颜佳品。菠菜叶中含有铬和一种类胰岛素样物质，其作用与胰岛素非常相似，能使血糖保持稳定。丰富的B族维生素含量使其能够防止口角炎、夜盲症等维生素缺乏症的发生。菠菜中含有大量的抗氧化剂，如维生素E和硒元素，具有抗衰老、促进细胞增殖作用，既能激活大脑功能，又可增强青春活力，有助于防止大脑的老化，防治老年痴呆症。

很多人都爱吃菠菜，但一定要注意，菠菜不能直接烹调，因为它含有较多的草酸，有碍身体对钙的吸收。故吃菠菜时宜先用沸水烫软，捞出再炒。应尽可能地多吃一些碱性食品，如海带、水果等，以促使草酸钙溶解排出，防止结石。婴幼儿和缺钙、软骨病、肺结核、肾结石、腹泻的人不宜吃生的菠菜。虽然菠菜含铁量很高，但其中能被吸收的铁并不多，而且还会干扰锌和钙的吸收，所以不宜用来补铁补血，尤其是不宜给小孩多吃。

多吃白肉少吃红肉

《中国居民膳食指南》(2007)将肉食分作“红肉”与“白肉”两类。红肉是指猪肉、牛肉、羊肉等,而红肉加工的肉类制品包括烟熏、腌制肉食(如火腿、腌肉)以及罐头等,品种非常多。白肉是指兔肉、鸡肉、鸭肉、鱼肉和海产品等。白肉加工的肉类制品也是非常丰富的。

人们日常食用的肉类食物中,红肉与白肉相比,有两方面处于明显的营养劣势。

一是红肉脂肪含量高远远高于白肉的脂肪含量,特别是猪肉,脂肪含量很高,每 100 克猪肉中脂肪含量高达 30.3 克,而每 100 克鸡肉中脂肪的含量仅 10 克左右,只是猪肉的 1/3。就是瘦猪肉,所含的脂肪也是不可低估的。

二是红肉的脂肪中多为饱和脂肪,不饱和脂肪的含量比较低。不饱和脂肪酸是对人体有益的,它可用于调整人体的各种机能,排除人体内多余的“垃圾”。如牛肉中的不饱和脂肪仅占脂肪总量的 6.5%。在鸡肉的脂肪中,不饱和脂肪占 24.7%,是牛肉的近 4 倍。大家知道,饱和脂肪过高会影响人体健康,会引发心脑血管疾病和某些癌症。根据世界卫生组织对 22 个国家的调查表明,凡是脂肪摄入量高的地区,居民的冠心病发病率和死亡率都高。由此看来,红肉不如白肉。

红肉和白肉对慢性非传染性疾病的影响也不同。最近的研究发现，吃红肉的人群患冠心病、结肠癌、乳腺癌等慢性病的风险增高，而吃白肉可以降低患这些病的风险性，延长寿命。

美国最近的一项大型研究报告显示，吃红肉越多的消费者，结肠癌的发病率越高。反之，多吃白肉和植物性脂肪的人群，患肠癌的危险性降低。

另一项研究表明，与经常吃鸭肉、鸡肉和蔬菜的妇女相比，常吃红肉的妇女发生乳腺癌的危险性更大。吃红肉过多还会导致风湿性关节炎。据英国研究人员于 2004 年提出的一份报告说，大量摄入红肉会提高患风湿性关节炎的风险。风湿性关节炎是一种自体免疫性疾病，是由人体的免疫细胞错误地对健康关节进行攻击造成的。该病无法治愈，是一种致人残疾的疾病。

健康小锦囊

白肉在高温烹饪（如油炸、微波炉等）环境下，不饱和脂肪酸被氧化后产生的自由基即毒素，会危害人的健康，因此在食用白肉时要讲究烹饪方法。

地中海地区希腊的克里特岛和意大利南部的萨卡人，上世纪 60 年代的慢性病发病率为世界最低，寿命是世界上最长的。调查发现，传统的地中海膳食中红肉很少，克里特岛人 60 年代每周只吃红肉 1—2 次，而吃其他动物性食物（奶类、禽肉）比红肉多。

可见，人们常说的“宁吃天上飞禽四两，不吃地上走兽半斤”的说法也是符合现代营养学观点的。为了您的健康，建议您多吃白肉，少吃红肉。

延伸阅读

每天吃多少肉才合适

也许我们有些疑惑,到底一天吃多少肉才算适量呢?凡事要保持平衡有个度才行,吃肉也是同样的道理。

最先发现合理的膳食结构的不是营养学专家,也不是医学家,而是古生物学家。古生物学家在判断动物摄食种类时,会首先分析这种动物的牙齿结构,人类也适合这种分析方法。人有32颗牙齿,其中20颗臼齿,用于磨碎谷物、豆类和其他种子类食物;8颗切齿,用于咬食膳食纤维丰富的果蔬;4颗犬齿是为了撕咬肉类所用。按照不同牙齿的比例计算,臼齿∶切齿∶犬齿=5∶2∶1。照此推算,人类正常食物中植物性食物与动物性食物的比例应为7∶1。正是这个神秘的比例,凸显了人类合理的膳食结构,这无疑是在数百年进化过程中自然形成的。

动物性食物是人们摄取优质蛋白质的来源,也是维生素B1、维生素B6、维生素B12、生物素和泛酸的来源。适量肉食有利脑发育,因为脂肪类物质被列为脑的第一需要,蛋白质则是第二需要。上述这些健脑物质在鱼肉中高达30%—70%,猪、牛、羊等畜肉中含10%—20%,因此,荤素搭配的膳食结构才符合健康的需要。

五谷宜为养，失豆则不良

我国传统饮食讲究“五谷宜为养，失豆则不良”，意思是说五谷是有营养的，但没有豆子就会失去平衡。现代营养学也证明，每天只要坚持食用豆类食品，两周的时间，人体就可以减少脂肪含量，增加免疫力，降低感染疾病的概率。

与谷类食物相比，豆类的种子含有较高的蛋白质和脂肪。大豆是植物性食物中唯一能与动物性食物相媲美的高蛋白、高脂肪、高热能的食物。大豆等豆类食物与其他食物相比，在营养上具有下列的特点：

蛋白质含量高

大豆是植物的繁殖器官，在生长过程中积累了大量高分子营养物质，因此含有大量的蛋白质。大豆的蛋白质含量一般在40%左右，有的甚至高达52%。与肉类食物相比，1千克大豆所含蛋白质的数量相当于2.3千克瘦猪肉或2千克牛肉所含的蛋白质。大豆在营养上的这一特点使之在膳食结构中具有重要的意义。

所含的蛋白质营养价值高

不同的蛋白质，营养价值的高低也不同。蛋白质营养价值的高低，取决于氨基酸符合人体需要的程度。大豆蛋白质中含有8种符合人体需要的必需氨基酸,因此是一种优良的植物性蛋白,特别是它含有丰富的赖氨酸,其含量比谷类食物高10倍;其所含的苏氨酸比谷类高5倍。而赖氨酸是所有谷类的第一限制氨基酸,因此如果把大豆制品与其他粮食混合食用,不仅可以弥补谷类食物蛋白质含量不足的情况,而且还补充了其他谷类食物所不足的氨基酸,从而使混合食物蛋白质的营养价值有了明显的提高。

其他豆类食物,如绿豆、小豆、豌豆、蚕豆等,其蛋白质的含量也明显高于谷类食物,赖氨酸的含量也比较丰富,所以它们也是谷类的良好互补食物。

无机盐与维生素的含量丰富

大豆和其他豆类还含有丰富的无机盐元素,如钙、磷、铁、锌等,其中B族维生素的含量明显高于大米、面粉和玉米粉等谷类食物,有的高出几倍甚至几十倍。豌豆中硫胺素的含量居各种粮食之冠。豆芽还是维生素C的良好来源。故经常食用豆制品可补充人体所必需的无机盐元素和维生素,促进新陈代谢,增进食欲,提高健康水平。

碳水化合物含量较低

大豆与谷类食物相比,碳水化合物的含量要少很多,仅为25%—30%。大豆中的碳水化合物中约有一半是人体不能消化吸收的棉籽糖和水苏糖,所以豆制品是糖尿病患者的最佳食物之一。用小豆和大米一起煮饭、煮粥,不仅可以使饭或粥的营养更加全面,而且会增加香味,增进人们的食欲。小豆蒸煮后呈粉沙性、很适合做豆沙;可用来加工各种糕点食物。

健康小锦囊

所有豆类中蛋白质的氨基酸组成都较好,其中大豆为最好,其氨基酸组成接近人体需要,且富含谷类中较为缺乏的赖氨酸。

大豆中含有丰富的胆碱、谷氨酸、大豆卵磷脂、天门冬氨酸、豆固醇等成分，这些物质有益于促进生长发育、增强记忆力、维护正常肝功能、防止动脉硬化和保持旺盛的青春活力。目前世界上许多国家都把大豆制品视为健康食物。

延伸阅读

几类豆子的营养价值

豆子的种类有很多，每种豆子所含的营养成分和食疗作用都各不相同。红豆、绿豆、黄豆、豌豆、芸豆是人们常见的几种。了解每种豆子的营养价值，选择适合自己的豆子，更加有利于身体健康。

红豆

红豆可清热解毒、健脾益胃、利尿消肿、通气除烦，对于治疗小便不畅、脾虚水肿、脚气症有良好的食疗效果，李时珍称红豆为“心之谷”。红豆富含维他命 B1、B2、蛋白质及多种矿物质，有补血、利尿、消肿、促进心脏活化等功效。另外，其纤维有助排泄体内盐分、脂肪等废物，在瘦腿方面有很大效果。

将红豆和鲤鱼煮汤食用，对治疗水肿、脚气、小便困难等有较好的效果，还能治疗一些肝脏疾病，如肝硬化、肝腹水，补体虚。红豆与冬瓜同煮后的汤汁是全身水肿的食疗佳品；红豆与扁豆、薏苡仁同煮，可治疗腹泻；红豆配连翘和当归煮汤，可治疗肝脓肿；红豆配以蒲公英、甘草煮汤，可治疗肠痈等。

绿豆

绿豆具有丰富的蛋白质、淀粉、多种矿物质、维生素 B 族和氨基酸，对疲劳、肿胀、小便不畅有很好的功效。绿豆内服有清热解毒，明目降压等功效，高血压患者食用绿豆可降血压，绿豆粉可以治疗疮肿烫伤，绿豆皮可以明目，绿豆芽还可以解酒。夏季常喝绿豆汤，不仅能增加营养，还对肾炎、糖尿病、高血压、动脉硬化、肠胃炎、咽喉炎及视力减退等病症有一定的疗效。

黄豆

黄豆含有丰富的蛋白质、多种维生素、脂肪以及卵磷脂。与其他食品相比，仅蛋白质含量一项，黄豆就比瘦肉多一倍，比鸡蛋多两倍，比牛乳多一倍，所以黄豆有“植物肉”及“绿色乳牛”之誉。

据卫生部门的研究发现，黄豆中的皂草苷可延缓人体衰老，黄豆中的卵磷脂可消除血管壁内的胆固醇，软化血管，可防治动脉粥样硬化等心血管疾病。黄豆中含有抑胰酶，对糖尿病有一定疗效。黄豆中富含的铁磷等矿物元素，对大脑神经非常有益，对神经衰弱及体质虚弱者及缺铁性贫血患者大有裨益。

豌豆

豌豆有补中益气、利小便的功效，是脱肛、慢性腹泻、子宫脱垂等中气不足症状的食疗佳品。哺乳期女性多吃豌豆还可增加奶量。此外，豌豆含有丰富的β-胡萝卜素，食用后可在体内转化为维生素A，有润肤的作用，皮肤干燥者应该多吃。但豌豆吃多了容易腹胀，消化不良者不宜大量食用。

芸豆

芸豆又叫菜豆，味甘平、性温，有温中下气、利肠胃、止呃逆、益肾补元气等功效。它不仅富含蛋白质及钙、铁等多种微量元素，还有高钾、高镁、低钠的特点，特别适合心脏病患者和患有肾病、高血压等需低钠及低钾饮食者食用。芸豆还含有皂苷、尿素酶和多种球蛋白等独特成分，具有提高人体自身的免疫能力，增强抗病能力，激活淋巴T细胞，促进脱氧核糖核酸的合成等功能。芸豆对肿瘤细胞的发展有抑制作用，因而受到医学界的重视，其所含的尿素酶应用于肝昏迷患者效果很好。吃时注意必须煮熟、煮透，否则会引起中毒。

宜吃“绿灯食物”

调查研究表明，人类健康的头号大敌——癌症的发生，80%与饮食不当有关。人体健康有赖于食物的维系，就像汽车要跑得快需要品质优良的汽油一样，人体要健康同样需要营养丰富的食物。食物可影响健康是不争的事实，要想拥有健康，每餐都应合理地摄入健康的食物，少吃或不吃那些对健康无益的食物。哪些食物对健康有益，而哪些食物又对健康无益呢？

一般而言，食物可以分为蛋白质、碳水化合物、脂肪、维生素、矿物质等五类。不过，为了更好地突显食物对健康的作用，我们将食物分为每天必须摄取的“绿灯食物”、需限量摄入的“黄灯食物”和只能偶尔摄取的“红灯食物”。在此节中，我们主要介绍一下每天必须摄取的“绿灯食物”。

“绿灯食物”的定义

所谓“绿灯食物”是指那些含有人体必须的营养素，对身体健康有益，是每天必须摄取的食物。如果人们经常食用这类食物，通常可长寿，不易衰老，保有充沛活力，很少罹患疾病。长期食用这类食物，除了让身体健康、强壮、无病外，同时还可以让心情爽快，充满喜悦。

“绿灯食物”含有丰富的营养，如维生素A、B族维生素、维生素C、矿物质等。维生素A是一种脂溶性维生素，它能促进人体生长发育，因此又被称为生长维生素。维生素A还能维持一切黏膜及上皮组织的正常功能，同时又是合成视网膜视紫质的重要成分。如果缺乏维生素A，人就会生长停滞，抵抗力下降，表皮细胞过度角质化，皮肤变得干裂粗糙，易患多种皮肤病，还会引起严重的眼病，如烂眼、夜盲症等。B族维生素对碳水化合物的代谢非常重要，缺乏B族维生素可使人的食欲减退，出现恶心、呕吐、便秘、肌肉疼痛、麻痹、下肢瘫痪等症。维生素C被称为抗坏血酸，对预防和治疗坏血病有极好的疗效；此外，维生素C还能有效预防感冒，防癌。维生素C对治疗眼病，腰腿疼痛，对老年性腰背痛疗效显著，还可降低血清胆固醇，对预防和治疗冠心病有很好的效果，还可增强肝脏解毒能力，对肝炎、肝性昏迷也有相当的疗效；维生素C还具有美容效果，抑制黑斑生成。总之，维生素C在防病治病、美容、养生益寿方面有很好的作用。

“绿灯食物”的品类

哪些食物可以被称为“绿灯食物”呢？“绿灯食物”是指那些营养丰富的食物，它们品种丰富，主要有以下几类：

◎ 奶类食物。奶类食物营养丰富，每天我们应该吃低脂奶、脱脂奶、酸乳酪、低脂乳酪等。

◎ 蛋类食物。蛋类食物含有丰富的营养，但要讲究制作方法，可制作蒸蛋、水煮蛋、卤蛋等来吃。

◎ 豆制品类食物。豆类及其制品食物包括豆浆、凉拌豆腐、卤豆干等食物。

> **◎ 健康小锦囊**
>
> “绿灯食物”是人们每日都应该吃的食物，但在制作过程中一定要讲究方法，不可破坏食物中的营养成分，否则也不能称之为“绿灯食物”了。

◎ 海产类食物。海产类食物大多富含优质蛋白质和脂肪，主要有鱼类、贝壳类食物。我们在吃这类食物时，可用清蒸或水煮的方法。

◎ 肉类食物。肉类食物富含丰富的蛋白质、矿物质和维生素，主要有鸡、鸭、羊、牛肉等，可采取蒸、卤、炖或水煮的方法进行烹制。

- 谷类食物。五谷杂粮都可以端上我们的饭桌，如大米可做成米饭，面粉可做成馒头、面条等。

- 蔬菜类食物。蔬菜类食物主要包括各种时鲜蔬菜，在烹制过程中要注意少油炒制。

- 水果类食物。这类食物主要包括新鲜水果、用水果榨取的新鲜果汁等。

延伸阅读

按“红、黄、绿灯”选择食物

这是一个很形象的比喻，让人们更容易理解这样三类不同的食物。其含义实质就是：“红灯”不能通行——尽量不要吃，吃了不利于身体健康；“黄灯”向你提出了警示——可以吃，但要尽量少吃，吃多了也会影响身体健康；“绿灯”畅通无阻——这是你必须吃的食物，而且应该每天都吃。

按此信号来选择食物，即可防止“病从口入”，走健康食品的道路，保证身体的健康。

绿灯食物

所谓“绿灯”食物，是指含有人体必需的营养素，吃后不会对人体产生危害，是每天必须吃的食物。

黄灯食物

所谓“黄灯”食物，是指含有人体必需的营养素，但由于加工制作和烹调方法不当，含油脂、糖、盐过高的食物，如咸蛋、腊鱼、炸鸡、腌菜、奶油蛋糕等。这些食物必须限量，吃得过多对人体健康不利。还有桃、苹果、橘子等，粗粮也要有所控制。

红灯食物

所谓“红灯”食物，是指含人体必需营养素的量很少，只能提供热量、糖、油脂和盐的食物，如可乐、巧克力、炸薯条等。这些食物只能偶尔选择尝一尝，不能列入饮食生活中的必需食物。

减肥期间，应减少食用高糖水果及细粮，要严格避免香蕉、菠萝、西瓜等水果。

专家提示：吃出平衡，才能吃出健康

人体就像是一辆行驶中的汽车，它的运转也需要有能量作为动力。而人体的能量是通过食物来提供的。调查研究发现，一个男性，如果寿命是70岁，那么他一生会摄入包括水在内的食物多达50吨。如此庞大的食物量从我们的身体通过，会直接影响我们的身体健康状况。可以说饮食决定健康，一个人的饮食情况在某种程度上决定了他的健康走向。要想拥有健康的身体，就要安排合理的饮食。要知道，人们摄入食物的种类、多少、品质，日常饮食习惯等都会影响他们的健康。要想吃出健康，合理营养、平衡膳食是对饮食的基本要求。

合理营养、平衡膳食

所谓合理营养、平衡膳食，就是合理选择与搭配食物，所吃食物种类要齐全、数量要充足又不过剩，营养素之间的比例适当，做到全面、均衡、适度。并且三餐安排要科学，比例要适当。

◎ 全面。平衡膳食的首要要求是营养全面，即食物多样化。人体不可缺少的营养素近50种，每一种都不能少，没有一种天然食物能满足人体所需的全部营养素，因此要摄取多种食物，如谷类、薯类、肉、禽、蛋、奶、鱼、大豆及豆制品、蔬菜、水果、干果等，每天都要尽可能多样化地摄入。

◎ 均衡。就是我们每天吃的食物的比例要合适，接近人体需要的模式。正常人三大产能营养素的合理比例应该是这样的：碳水化合物占每天总能量的55%—65%；蛋白质占11%—15%；脂肪占20%—30%；油脂以2/3植物油、1/3动物油为宜。另外，同类食物中也要多变换，如米饭、面食可经常互相交替；肉类中的猪肉、牛肉、羊肉、鸡肉、兔肉、鱼、虾等也要经常调换，以保证各种营养素都能充分均衡地摄入。

◎ 适度。每天摄入的食物量要和人体的需要量相适应，人体每天需要从食物中摄取蛋白质、碳水化合物、脂肪、矿物质、维生素、水、膳食纤维等7大类40多种营养素，摄入量一定要适度，太多或太少都会妨碍正常的生理机能，过犹不及的道理在这里同样适用。

饮食要做到平衡，就要学会合理选择与搭配食物，以保证膳食中的营养素种类齐全，营养素充足又不过剩，且比例适当。那么，怎样做到膳食平衡呢？

膳食平衡指南

根据营养学原则、参照世界先进膳食模式、结合我国国情，中国营养学会提出平衡膳食、合理营养的指导性意见，即膳食指南。中国居民膳食指南主要包括以下基本内容：

◎ 食物多样，谷类为主，粗细搭配。

实现平衡膳食、合理营养的基本途径是食物多样。谷类食物是人体能量、B族维生素、膳食纤维等的主要来源，在膳食中比例过低会导致代谢不完全、代谢废物增加及代谢废物滞留体内等问题。每人每日谷类摄入量应为250—400克，其中至少要有50克粗粮。

◎ 蔬菜、水果、薯类宜多吃。蔬菜、水果所含的营养各有特点，不能互相替代。在日常饮食中，可多为家人选用深色蔬菜和红黄色水果。薯类食物含有丰富的碳水化合物和微量营养素，尤其富含膳食纤维和多种抗氧化物质，因此日常膳食宜多吃。每日每人蔬菜摄入量应达到300—500克，水果200—400克。

◎ 奶类、大豆或其制品要多吃。要想提高家人的膳食质量，应常吃奶类和豆类食物。奶类营养丰富，特别是富含优质蛋白和钙质，应每日适量食用，每人每日摄入奶量以鲜奶300克或奶粉40克左右为宜。大豆富含优质植物蛋白，同时还含有磷脂、大豆异黄酮、大豆皂苷等功能性营养成分。每人每日宜摄取豆类及其制品50克左右。

◎ 经常吃适量的鱼、禽、蛋和瘦肉。肉类是优质蛋白质的主要膳食来源，同时由于其伴生脂肪酸的种类各不相同，合理食用各种肉类有利于脂肪酸的平衡。不过，在日常饮食中，猪肉应少吃，同时增加牛肉、禽肉、鱼肉的比例。每日应摄入鱼虾50—100克，畜、禽肉50—70克，蛋类25—50克。

◎ 减少烹调油的食用量，膳食要清淡少盐。每日烹调用油不超过25—30克，盐摄入量不超过6克，尤其是儿童、青少年等人群不应吃太多糖和甜食。

◎ 食不过量，每日运动，保持健康体重。人们超重和肥胖往往由多吃少动造成的。为了拥有健康的身体，进食宜保持八分饱，每日至少6000步的身体活动量。

◎ 三餐分配要合理，零食要适当。宜合理分配三餐，尤其是要吃好早餐，同时纠正不良饮食习惯，如不吃早餐、经常在外就餐、吃宵夜、狼吞虎咽等。

◎ 每天足量饮水，合理选择饮料。不喝纯净水和添加色素、香精的饮料、碳酸饮料。最好的饮料是干净的矿泉水和鲜榨的果菜汁。每日饮水宜1200毫升左右。

> **◎ 健康小锦囊**
>
> 随着人们生活水平的不断提高，我国家庭的膳食模式从传统的以植物性食物为主向“富裕型”转变，畜肉类及油脂消费过多，谷类食物消费偏低，奶类、豆类摄入过低。这种膳食结构极为不合理，为了家人健康一定要改变这种结构。

◎ 饮酒应限量，特别是白酒。在日常生活中，可少量饮用低度酒、葡萄酒,青少年不允许饮酒。

◎ 吃新鲜、卫生的食物。**在日常膳食中要注意食品安全,科学保藏和清洗食物,集体用餐提倡分餐制。**

延伸阅读

合理膳食十个字

合理膳食是健康"四大基石"中的第一基石。

结合我国的国情,学界将合理膳食归纳为"两句话、十个字",即:"一二三四五,红黄绿白黑"。

一二三四五

◎ "一"指每天喝一袋牛奶(酸奶),内含250毫克钙,可以有效地改善我国膳食结构中钙摄入量普遍偏低的状态。

◎ "二"指每天摄入碳水化合物250—350克,相当于主食6—8两,各人可依具体情况酌情增减。

◎ "三"指每天进食3份高蛋白食物。

每份指:瘦肉50克;或鸡蛋1个;或豆腐100克;或鸡鸭100克;或鱼虾100克。

◎ "四"指四句话:

有粗有细。粗细粮搭配。

不甜不咸。广东型膳食每天摄盐6—7克;上海型8—9克;北京型14—15克;东北型18—19克。以广东型最佳,上海型次之;

三四五顿。指在总量控制下,进餐次数多,有利防治糖尿病、高血脂;

七八分饱。

◎ "五"指每天500克蔬菜及水果,加上适量烹调油及调味品。

红黄绿白黑

"红"。每天可饮红葡萄酒50—100毫升,以助增加高密度脂蛋白及活血化瘀,预防动脉粥样硬化。

"黄"。黄色蔬菜,如胡萝卜、红薯、南瓜、西红柿等,其中含丰富的胡萝卜素,对儿童和成人均有提高免疫力的功能。

"绿"。绿茶及深绿色的蔬菜。

饮料以茶为最好,茶以绿茶为佳。据中国预防医学科学院研究,绿茶有明确的预防肿瘤和抗感染作用。

"白"。燕麦粉或燕麦片。

据研究证实,每天进食50克燕麦片,可使血胆固醇水平下降,对糖尿病更有显著疗效。

"黑"。黑木耳。每天食黑木耳5—15克,能显著降低血粘度与血胆固醇,有助于预防血栓形成。

附录一　世界卫生组织评选的十大健康食品

绿茶

绿茶是我国茶类中历史最悠久的一种茶，分为炒青、烘青、晒青和蒸青绿茶。绿茶中含有大量的茶多酚，茶多酚有抗癌，防治高血脂症，提高身体免疫机能等功效。经常饮用绿茶，可以补充人体需要的氨基酸和蛋白质。绿茶中含有人体必须的维生素和矿物元素，这些元素对维持人体的生理机能有着重要作用。

绿茶中含有氟，其中的儿茶素可减少牙菌斑及牙周炎的发生。茶所含的单宁酸，具有杀菌作用，能阻止食物渣屑繁殖细菌，故可以有效防止口臭。另外，绿茶中含有咖啡碱、可可碱和茶碱等碱类物质，它们有兴奋大脑皮层、解除疲劳和增强记忆力的作用，并且能扩张心脏冠状动脉，抑制肾小管再吸收，促进血液循环，增强心肾功能。坚持长期饮茶，还可有效抑制膀胱癌、肾癌和肝癌，因为绿茶能阻止亚硝基化合物在人体内的合成以及减少黄曲霉素对人体的不利影响。

大蒜

中国是大蒜种植面积最广，产量最多的国家之一。大蒜味道辛辣，有强烈的刺激性气味，是烹饪中不可缺少的调料。

大蒜中含有丰富的碳水化合物、维生素和矿物质，以及硒、锗、锌、铜、铁、铝、锰等微量元素，还含有多种活性酶和核酸，大蒜可抗菌抗病毒。在临床上，口服大蒜糖浆、大蒜新素对治疗菌痢和肠炎有显著的疗效。而平常有吃大蒜习惯的人，患流行性感冒的比例也较低。实验证明，大蒜能加速巨噬细胞和淋巴细胞的增生，刺激淋巴细胞分泌白细胞介素、肿瘤坏死因子及干扰素等，提高身体免疫力。

大蒜可以抑制致癌物在体内的活性，促使肿瘤细胞分化、坏死，因此，大蒜可以明显抑制由各种化学致癌物诱发的癌症，如食管癌、结肠癌、乳腺癌、皮肤癌、肝癌、肺癌、食道癌等。生大蒜还有抑制血小板聚集、降低血脂、防治动脉粥样硬化、增加纤溶酶的活性、阻止血栓形成等作用。

西红柿

西红柿营养丰富，含多种维生素，既是一种水果也是一种蔬菜。西红柿富含水分，而且热量低，是维生素 A、维生素 P、维生素 C 以及有机酸和酶等的较好来源。西红柿还含有蛋白质、脂肪、葡萄糖、蔗糖、维生素 B1、维生素 B2、维生素 C 以及铁、磷、钙、锌等成分，营养丰富，它所含的葡萄糖、有机酸易被人体直接吸收。

西红柿中含有对心血管具有保护作用的维生素和矿物质元素，能减少心脏病的发作。还具有独特的抗氧化能力，能清除自由基，保护细胞，还能阻止癌变进程。西红柿除了对前列腺癌有预防作用外，还能有效减少喉癌、口腔癌、直肠癌、乳腺癌等癌症的发病几率。

西红柿中的维生素 C，有生津止渴，健胃消食，凉血平肝，清热解毒，降低血压的功效，对高血压、肾脏病人有良好的辅助治疗效果。多吃西红柿可以抗衰老，使皮肤保持白皙。西红柿中番茄红素是抗氧化剂，可以提高皮肤的防晒能力。

蓝莓

蓝莓又称越桔，是野生浆果中的极品，营养价值远高于苹果、葡萄等水果，堪称“世界水果之王”，也是上等的保健食品，风靡欧美各国，备受人们的喜爱。

蓝莓果实中富含维生素 A、维生素 B、维生素 C、维生素 E、SOD、熊果苷、蛋白质、花青苷、食用纤维以及丰富的钾、铁、锌、钙等矿质元素。蓝莓果实中花青苷色素有独特的保健功能，鲜果中维生素 E 的含量是苹果、葡萄的几倍甚至几十倍。总氨基酸含量比氨基酸含量丰富的山楂还高。最为难得的是蓝莓中还含有抗癌元素——硒，不愧为野生浆果的极品。

蓝莓的保健功效一直到最近二三十年才被人们广泛接受，一些欧美的科学家研究证实，蓝莓中富含的花青素抗氧化成分，是维护眼睛健康，预防视力受损的重要元素；蓝莓中的花青素能够恢复受伤的胶原蛋白和弹性纤维，是天然的防止太阳辐射的屏障，被人们称为“口服的化妆品”。另外，花青素还可以预防动脉内斑块的形成和多种癌症等。蓝莓中的果胶含量很高，而果胶可以降低胆固醇，减少人们患冠状动脉疾病的几率，进而预防心脏病及中风发作。

美国科学家研究发现，蓝莓在 40 多种果蔬中，抗氧化能力排名第一，它能保护细胞，避免过氧化物的破坏，还具防止脑神经老化，改善短期记忆，提高老年人身体的平衡性和协调性的作用。

果仁

果仁包括花生、葵花子、核桃、板栗、杏仁、榛子、腰果、松子、开心果、白果、莲子等。果仁虽小，却含有多种营养成分，包括叶酸、镁、锌、铜、烟酸、维生素 B 族和钾，以及多种抗氧化剂，并含有大量纤维，特别是组成完整且易于消化的蛋白质所需的全部氨基酸。

常吃果仁，有助于摄取到许多只有从动物性食物中才能得到的营养元素，从而获得营养的均衡。果仁的热量虽然高，却是护心健脑的好食物，研究表明，果仁可以降低患冠心病的几率，常吃果仁不易患心肌梗塞。果仁中含有本酚素，可以降低胆固醇，与有益于心脏的维生素E、甜菜碱有异曲同工之妙。果仁中还含有一种能影响脑部电流活动的矿物质——硼，这种元素会让人反应更敏锐。常吃果仁，可以收到“齿宜常叩、津宜常咽”之功效，加上果仁本身营养物质的功效，使人体获得固齿、补益、养身的效果。

西兰花

西兰花口味超群、脆嫩爽口，风味清香，是蔬菜中的精品。

西兰花的营养成分含量丰富，而且十分全面，主要包括蛋白质、碳水化合物、脂肪和胡萝卜素等。矿物质成分更全面，钙、磷、铁、钾、锌、锰等含量都很丰富，比同属于十字花科的白菜花高出很多。西兰花中的维生素种类非常齐全，维生素C的含量高于番茄与辣椒，叶酸的含量也较高。

西兰花中含有一种抗癌活性酶，可以使细胞形成抗击外来致癌物侵蚀的膜，对防止乳腺癌、直肠癌及胃癌等多种癌症起到积极的作用，已被各国列为抗癌食品。维生素K及类黄酮，不仅可以清理血管，防止胆固醇氧化，而且可以增强机体血管壁的韧性，减少心脏病和中风的危险。常吃西兰花可增强肝脏的解毒能力，提高机体免疫力，预防感冒和坏血病的发生。用西兰花熬汤，不仅清热解渴，利尿通便，还有爽喉、开音、润肺、止咳的功效。

燕麦

燕麦是一种低糖、高蛋白质、高脂肪、高能量食品，而且非常容易消化。其主要成分是蛋白质、淀粉、氨基酸、脂肪，并含有大量的植物纤维，维生素B1、B12，少量的维生素E、钙、磷、铁、核黄素，以及谷类作物中独有的皂甙。其脂肪含量是大米的4倍，其人体所需的8种氨基酸、维生素E的含量也高于大米和白面。

燕麦中的水溶性纤维及β-聚葡萄糖可以降低血中总胆固醇的量，也可平缓饭后血糖上升的状况，所以有助于降低患心血管疾病的风险，并帮助糖尿病患者控制血糖。燕麦纤维中含有β-聚葡萄糖，所以可以改善消化功能、促进肠胃蠕动，并缓解便秘。燕麦中含有的钙、磷、铁、锌等矿物质，有预防骨质疏松、促进伤口愈合、预防贫血的功效，是补钙佳品，适合中老人经常食用。丰富的维生素 E，可以扩张末梢血管，改善血液循环，调整身体状况，减轻更年期症状。

三文鱼

三文鱼营养丰富，每 100 克鱼肉中约含 3 克不饱和脂肪酸，位于鱼类之首；富含维生素 A、维生素 B1、维生素 B2、维生素 B12、维生素 D；胆固醇含量极低。所含 DHA，对人脑部、眼部、神经系统、防疫系统的发育和健康都有非常好的作用。

三文鱼中富含脑黄金和脂肪酸等，可防治心血管疾病和高血压。富含的 Ω-3 不饱和脂肪酸，可以降低血液中胆固醇含量。还可有效防止心血管疾病及减轻因风湿和牛皮癣所产生的痛苦，可预防糖尿病和某些癌症。食用三文鱼可帮助皮肤锁住水分，有滋润保湿的功效，还可以防止产生皱纹。三文鱼中含有虾青素，是维生素 E 的 550—1000 倍，能够延缓皮肤衰老，保护皮肤免受紫外线的伤害。

菠菜

菠菜又名波斯菜，原产伊朗，在唐朝时传到中国。菠菜的显著特点是含有丰富的胡萝卜素和维生素 B6。菠菜含水量很高，约为 93%—94%，而热量低，是镁、铁、钾和维生素 A 的优质来源；也是钙和维生素 C 的上等来源；所含的磷、锌、泛酸也较为丰富。菠菜含有丰富的蛋白质，500 克菠菜所含的蛋白质相当于两个鸡蛋的蛋白质含量。

经常适量食用菠菜，可以促进儿童生长发育、增强疾病抵抗力、保护视力、恢复疲劳、滋润肌肤及治疗缺铁性贫血。菠菜所含的叶绿素，可以净化血液、扫除肠胃积热，对于因为血质不佳所引起的皮肤干痒、破皮流脓，有很好的消炎作用。此外，有高血压、糖尿病、夜盲症、肺结核等疾病在身的人，也可适量食用菠菜，以改善病情。

红葡萄酒

红葡萄酒简称红酒，酒精含量在8%—20%，甘甜醇美、营养丰富，并能防治多种疾病，是一种优良饮料。红葡萄酒中含有人体必须的8种必需氨基酸，所以人们把葡萄酒成为“天然氨基酸食品”。红葡萄酒中含有的矿物质包括微量元素和钙、镁、磷等，也都是人体所需要的营养物质。红葡萄酒中还含有多种B族维生素以及维生素C和维生素P等人体所需的营养成分。

葡萄本身的天然酸性物质全部溶解于葡萄酒中，因此可以帮助消化和吸收蛋白质。红葡萄酒中的山梨醇，有利于胆汁的和胰液的分泌，可以增强胃肠道对食物的消化吸收。红葡萄酒中含有花色苷、前花青素、单宁等物质，它们具有扩张血管、增强血管通透性的作用。适量饮用红葡萄酒可降低血液中的胆固醇和血脂的含量，预防心血管疾病。红葡萄酒中的抗氧化剂，还可以清除对人体有害的自由基来抗衰老。

附录二　世界卫生组织评选的十大垃圾食品

油炸类食品

油炸食品是我国的传统食品，如炸麻花、炸春卷、炸丸子、油条、油饼等，近年来儿童喜欢吃的洋快餐中的炸薯条、油炸饼干等。油炸食品因其香脆可口、增进食欲而深受成人和儿童的喜爱，但经常食用对身体健康危害极大。

油炸食物中的油脂经过高温加热会产生有毒的亚硝酸盐类物质，而且油炸食品不易消化，比较油腻，容易引发胃病。油炸食物的热量很高，含有较高的氧化物质和油脂，经常进食极易引发肥胖，是导致高脂血症和冠心病的危险食品。而且油脂中的维生素A等营养物质在高温下受到破坏，大大降低了油脂的营养价值。经研究证明，经常吃油炸食物的人，其癌症的发病率远高于不吃或极少进食油炸食物的人群。

腌制类食品

腌制类食品在加工的过程中会放入很多盐，盐分中含有的亚硝酸盐、硝酸盐可与肉中的二级胺合成亚硝酸胺，导致胃癌。香肠、腌制火腿为了发色、增香、防腐等需要，人为加入亚硝酸盐，也增加了产生亚硝酸胺的可能性，所以要控制摄取量。

腌制过程中大量放盐，会导致此类食物钠盐含量超标，经常食用会加重肾脏的负担，大大增大了人们患高血压的风险。此外，盐分浓度高还会严重损害胃肠道黏膜，常进食腌制类食品者胃肠炎症和溃疡的发病率较高。

其中在腌制蔬菜的过程中，维生素 C 会被大量破坏，大量吃腌菜，会导致人体维生素 C 缺乏。腌制蔬菜中还含有较多的草酸和钙，食用后会被大量吸收，在肠道内形成草酸钙不易排出体外，容易结晶沉积在泌尿系统中，形成结石。因此，适当吃点腌菜可以增加食欲，但若长期食用不加节制，就容易引起各种疾病。

肉类加工食品

肉类加工食物中含有一定量的亚硝酸盐，故有导致癌症的潜在风险，据夏威夷大学的一项研究发现，经常食用肉类加工食品，胰腺癌的危险性增加了 67%，结肠癌的危险性增加 50%。此外，由于这类食品中添加防腐剂、增色剂和保色剂等，造成人体肝脏负担加重。还有，火腿等制品大多为高钠食品，大量进食会导致人体摄入的盐分过高，造成血压波动及肾功能损害。

饼干类食品

饼干里含有大量的糖分，经常食用多糖分饼干会产生饱腹感，消耗多种矿物质和维生素，影响人体对其他富含维生素、蛋白质、膳食纤维和矿物质食品的摄入，造成缺钙、缺钾、维生素缺乏等营养问题。

饼干香酥味美，甜而不腻，这是因为饼干在制作过程中使用了反式脂肪酸，俗称"人造脂肪"。它不仅会影响人体免疫系统，还会增加血液粘稠度和凝聚力，形成血栓，增加动脉硬化和糖尿病的发生概率。饼干经过高温加工还会产生致癌物质。

汽水可乐类食品

汽水可乐类饮品因其风味独特，消暑解渴，深受人们的喜爱，但常喝这样的碳酸饮料会给身体带来很大的副作用。碳酸饮料的主要成分为香料、色素、碳酸水、糖等。它不含维生素和矿物质，除热量外，几乎没有任何营养成分。人体在吸收过量的糖分以后，会给肾脏带来很大的负担，这是引发糖尿病的一大隐患，其产生的大量热量，也是引发肥胖的重要原因之一。

饮料中的磷酸容易导致骨质疏松，对儿童和妇女的影响极大。研究人员还发现，全世界碳酸饮料消费量大的国家中，患食道癌的人数比其他国家要高很多。碳酸饮料中还含有大量的添加剂、防腐剂、色素等物质，在体内代谢时需要大量水分，如可乐含有的咖啡因就有利尿作用，会促进水分排出，所以，喝碳酸饮料会越喝越渴。另外，在外出旅行时，由于人们饮食都不太规律，如果再喝过多的碳酸饮料就会使人体消化功能受到影响。

方便类食品

方便类食品，一般属于高盐、高脂、低矿物质、低维生素类食物，而且所含的营养素也不全面。其主要成分是食盐、味精、碳水化合物和调味品。其调味品，如鸡肉、鸡肉汁、虾肉、虾肉汁的含量很少，而且缺乏蔬菜。所以，方便面只能提供热量，没有营养。

方便类食品中含有对肝脏等有不利影响的防腐剂和香精，会造成人们因某些营养素的缺乏而罹患某些疾病。有些方便类食品还含有食品色素等。此外，还含有较多的油脂，这些油脂容易氧化酸败，对人体内重要的酶系统有一定破坏作用，经常摄入会加速肌体衰老。

方便面含盐量明显偏高，人们摄入过量的盐，易患高血压，加重肾脏负担。世界卫生组织建议，每天食盐量应不超过 6 克，而一包方便面的含盐量就已经达到这个数字了。

罐头类食品

无论是水果类罐头，还是肉类罐头，在制作过程中，其中的营养素都遭到大量的破坏，特别是各类维生素几乎被破坏殆尽。另外，罐头制品中的蛋白质常常出现变性，使其消化吸收率大为降低，营养价值大幅度“缩水”。还有，很多水果类罐头都添加了大量的糖，这是为了增加口感。当糖分被摄入体内后，由于能量较高，有导致肥胖的可能。同时，可以在短时间内引起血糖大幅度升高，胰腺负荷加重。另外，研究还发现，糖还可以改变蛋白质的分子结构，从而影响人体的免疫力。

话梅蜜饯类食品

话梅蜜饯类食品含亚硝酸盐，是三大致癌物质之一，而且盐分过高，含防腐剂、香精。特别是有些话梅蜜饯类食品有刺激性气味，这往往是因其二氧化硫超标。二氧化硫是一种无色、有刺激气味的气体，对食品有防腐和漂白作用，是食品加工中常用的漂白剂和防腐剂。一般来讲，少量的二氧化硫进入人体可以认为是安全无害的。但如果在食品加工过程中没有掌握好二氧化硫类物质的使用量，或有些不法商家为了追求产品的外观色泽、延长食品保质期限或为掩盖劣质食品，超量使用二氧化硫类添加剂，就有可能对人体健康造成不良影响。而且蜜饯含糖量高、热量大，并且在加工中反复加糖、加热、加蜂蜜，其营养价值早已被破坏，因此应少吃或不吃。

冷冻甜品类食品

冷冻甜品类食品，含大量的奶油，容易引起肥胖。以冰淇淋为例，它是一种高脂肪、高糖分食品，吃多了不易消化，还会降低食欲。冰淇淋所含的糖分属于精制糖，孩子不宜多吃。冰淇淋的温度一般在0℃左右，人体正常体温37℃，人体摄入冰淇淋后，悬殊的温差对人体胃肠道刺激较大，可导致胃肠道血管收缩，消化液分泌减少。如果进食过频或过量，还会削弱胃粘膜保护屏障，引起急性胃炎及肠道功能紊乱。

同时，因为很多冷饮中含有过量的色素、香精和防腐剂，碳酸饮料中含有大量气体，食用后还易引发上腹部疼痛、不适、恶心呕吐甚至腹痛、腹泻。过食冰镇食品可造成孩子厌食、消瘦、胃肠功能紊乱。

烧烤类食品

烧烤类食品在烧烤过程中，维生素会遭到破坏，蛋白质发生变性，氨基酸同样遭到严重破坏，因此食用烧烤类的食物，会影响身体对上述物质的利用度。肉类在高温下进行烧烤的过程中会产生一种叫苯并芘的高度致癌物质，附着于食物表面。人们食用后，这些致癌物质会在体内蓄积，有诱发胃癌、肠癌的风险。

烧烤食物外焦里嫩，有的肉里面还没有熟透，甚至还是生肉，如果尚未烤熟的生肉是不合格的肉，如"米猪肉"，食者可能会感染上寄生虫，埋下罹患脑囊虫病的隐患。而且经过烧烤，食物的性质偏向燥热，加上多种调味品的使用，非常辛辣，会刺激胃肠道蠕动及消化液的分泌，可能损伤消化道黏膜。

附录三 食物健康搭配速查

如果食物与食物之间能够做到合理搭配，其营养保健功能就能发挥出来，让我们的身体越来越健康。下面介绍几种合理的食物搭配。

苦瓜与猪肝：可为人体提供丰富的营养成分，具有清热解毒、补肝明目的功效，经常食用有利于防治癌症。

猪肚与豆芽：常吃可洁白皮肤及增强免疫功能，还可抗癌。

玉米与碱：碱可将玉米中含有的大量尼克酸从结合型游离出来，容易被人体吸收和利用，大大地减少癞皮病的发生。

鸡蛋与韭菜：补肾、行气止痛。

豆类与油脂类和蔬菜：消耗体内原有的脂肪，是肥胖者的减肥餐。

牛肉与鸡蛋：不但滋补营养，而且能够促进血液的新陈代谢，延缓衰老。

土豆与牛肉：不但味道好，且土豆含有丰富的叶酸，起着保护胃黏膜的作用。

葱、内脏、蒜、韭菜与肉类：大大发挥维生素 B1 的作用和延长其在体内的时间，从而增加吸收机会。

咖啡与糙米和牛奶：口味更佳，且对高血压、便秘、痔疮等有良好的作用。

生姜与牛肉：可治伤寒腹痛。

桂花与鸭肉或核桃仁：桂花与鸭肉搭配，可滋阴补虚、化痰散淤、利尿消肿。桂花与核桃仁搭配，具有壮腰补肾、敛肺定喘的功效。

月季花与大虾或蚕豆：月季花与大虾一起食用，具有活血调经、补肾壮阳、消肿解毒的功效。月季花与蚕豆相配食用，具有健脾利温、活血调经、消肿解毒的功效。

豆腐与鱼：豆腐含钙较高，而鱼中含维生素 D，两者合吃，可提高人体对钙的吸收率，豆腐煮鱼还可预防儿童佝偻病、老年人骨质疏松症等多种疾病。

胡萝卜与菠菜：可以明显降低中风的危险。

猪肉与蘑菇：具有补脾益气、润燥化痰及较强的滋补功效。

卷心菜与木耳或虾米：补肾壮骨、填精健脑、脾胃通络、强壮身体、防病抗病。

黄花菜与猪肉或鸡蛋：给人体提供丰富的营养成分，治疗多种疾病。

西红柿与黄瓜、豆腐或鸡蛋：满足人体对各种维生素的最大需要，具有一定的健美和抗衰老作用。

南瓜花与鸡蛋：具有清肺、和胃、去热的功效。

菠菜与鸡血：养肝又护肝。

菠菜与猪肝：是防治老年贫血的食疗良方。

猪腰与木耳：对久病体弱、肾虚腰背痛有很好的辅助治疗作用。

豆腐与海带：促进有害物质排泄、减肥、清热解毒、补中生津。

荸荠与香菇或黑木耳：补气强身、益胃助食。

香菇与蘑菇：滋补强壮、消食化痰、清神降压、滑润皮肤和抗癌作用。

鱼腥草与母鸡或猪肺：具有消炎解毒、滋阴润肺的功效。

菜花与猪肉或玉米：具有润肤、延缓衰老的作用。

丝瓜与鸡蛋或虾米：滋肺阴、补肾、肌肤润泽健美，常吃对人体健康极为有利。

猪肉与南瓜：对保健和预防糖尿病有较好的作用。

南瓜与莲子：适宜肥胖、便秘者食用。

米酒与羊排：可降低食用肉类时的异味感。

鲫鱼与黑木耳：很适合减肥、年老体弱者食用，且润肤养颜。

乌鱼与黄瓜：清热利尿、健脾益气、健身美容、减肥。

鸡肉与红豆：营养丰富，补肾滋阴、活血泽肤、明目、利尿、祛风解毒等作用。

干贝与鸡蛋：减少阻塞气道的危险。

排骨与山楂：有祛斑消淤功能。

莴笋与蒜苗：可防治高血压。

竹笋与鸡肉：具有低脂肪、低糖、低纤维的特点，适合体态较胖的人。

蛋白与蘑菇：菜味清鲜，颜色淡雅，无胆固醇。

南瓜与红枣、赤小豆或牛肉：具有补脾益气、解毒止痛，可以防治糖尿病、动脉硬化、胃及十二脂肠溃疡等病症。

油菜与豆腐：清肺止咳、清热解毒。

花生米与红葡萄酒：可保心脏血管畅通无阻，大大降低心脏病的发病率。

玉兰花与鲫鱼或兔肉：滋阴养气、清热凉血的功效。

猕猴桃与酸牛奶：可促进肠道健康。

青椒与鳝鱼：可降低血糖和减少尿糖。

木瓜与带鱼：有营养、补虚、通乳的功效。

牡丹花与桂鱼或鸡肉：可治疗妇女月经不调、行经腹痛、气血虚弱、病后体虚等病症。

大巢菜与猪肉或猪蹄：适合于治疗身体虚弱、梦遗、月经不调、腰膝酸软等病症。

冬瓜与鸡肉：清热利尿、消肿轻身。

苋菜与猪肝或鸡蛋：适合于肝虚头昏、目花、夜盲、贫血等病症，有助于增强人体免疫功能。

茉莉花与银耳或鸡肉：有助于人体防病健身，对于贫血、疲倦乏力、虚火者尤其适用。

豆腐与生菜：具有滋阴补肾、增白皮肤、减肥健美的作用。

鸡蛋与羊肉：不仅滋补营养，而且能够促进血液的新陈代谢，减缓衰老。

玉竹与豆腐：温暖身体、消除疲劳、美肌益颜。

核桃仁与山楂或芹菜：具有降血压、补肝益肾、消食积的功效。

银耳、木耳与鹌鹑蛋、鸭蛋或猪脑：滋肾补脑，对用脑过度、头昏、记忆力减退等都有一定的疗效。

葱与兔肉：此菜肉嫩易消化，降血脂、美容。

草莓与牛奶：清凉解渴、增加营养、养心安神。

咖喱与鳕鱼：容易消化，适合体质弱者调养身体或作为婴幼儿营养补充食品。

藕与鳝鱼或猪肉：滋阴血、健脾胃、营养丰富，具有滋养身体的显著功效。

芦笋与百合或冬瓜：适合于高血压、高血脂、动脉硬化、癌等病症的辅助治疗。

牛肉与芹菜：降压、利尿、降胆固醇，营养价值高。

米醋与鲤鱼：清水、消肿、利湿。

菲菜与豆芽：解毒、补虚，通肠利便，有利于肥胖者对脂肪的消耗，有助于减肥。

香菜与黄豆或猪大肠：增强免疫力，防病抗病，强身壮体，补虚、止肠血的功效。

洋葱与猪肝、猪肉或鸡蛋：为人体提供丰富的营养成分，对于预防高血压、高血脂、脑出血非常有效。

虾米与芹菜：有助于减少人的食量。

鸡肉与绿豆芽：可以降低心血管疾病及高血压病的发病率。

白菜与虾米或牛肉、猪肝：素荤相配，互为补充，营养全面、丰富，具有健脾开胃的功能效，特别适宜虚弱病人经常食用。对于体弱乏力、肺热咳嗽者有辅助疗效。

辣椒与豆腐干或小虾、苦瓜：清暑去热、明目、消食、壮阳、解毒、益智美容健脑。

金针菇与鸡肉：可防治肝脏肠胃疾病，开发儿童智力，增强记忆力及促进生长。

豆角与木耳和鸡肉：益气养胃润肺、降脂减肥、活血调经。

香菇与菜花：此菜利肠胃，开胸膈，壮筋骨，并有较强的降血脂的作用。

虾仁与韭菜花：可以治夜盲症、干眼病，还可杀菌驱虫，治便秘。

蛤蜊与豆腐：可治血气不足，皮肤粗糙。

竹笋与猪腰：具滋补肾脏和利尿的功效。

茄子与黄豆：可通气、顺肠、润燥消肿、平衡营养。

鲢鱼头与豆腐：营养丰富，美容美体。

丝瓜与毛豆：清热祛痰，防止便秘、口臭和周身骨痛，并促进乳汁分泌。

菌菇与生菜：利尿、明目，防治口臭，增进食欲，补脾益气，润燥化痰。

凤尾菇与木瓜：补中益气、减脂、减肥、降压、健胃助消化以及提高免疫力。

玉米笋与木瓜：防治慢性肾炎和冠心病、糖尿病。

蒜与生菜：具有防止牙龈出血及坏血病等功效，常吃可清理内热。

卷心菜与海米：补肾壮腰、健脑健脾，对动脉硬化、结石、便秘、肥胖症等有疗效。

鸡肉与菜心：帮助消化，促进新陈代谢，调脏理肠，填精补髓，活血调经。

桃子与牛奶：营养丰富，清凉解渴。

蜜枣与牛奶：适宜于营养不良、病后体虚、气血不足、癌症等患者食用。

甲鱼与冬瓜：润肤健肤、明目、生津止渴、除湿利尿、散热解毒，多吃还有助于减肥。

榨菜与黄豆芽：常吃可洁白皮肤及增强免疫功能，还可抗癌。

白菜与辣椒：可以促进肠胃蠕动，帮助消化。

肉与甜椒：含有丰富的维生素 C。

鸡肉与牛蒡、栗子：补脾造血，更有利于吸收鸡肉的营养成分，造血机能也会随之增强。

鸡腿与柠檬：令人食欲大振。

豆苗与猪肉：预防糖尿病，有利尿、止泻、消肿、止痛和助消化等作用，使肌肤清爽不油腻。

鸡蛋与菠菜：含有丰富的优质蛋白质、矿物质、维生素等多种营养素，常吃可预防贫血。

酸菜与鸭肉：营养丰富、滋阴养胃、清肺补血、利尿消肿、开胃利膈、杀菌治寒腹痛。

鱼肉与苹果：更加美味可口，另可止泻。

鱿鱼与木耳：含丰富蛋白质、铁质及胶原质，可使皮肤嫩滑且有血色。

猪肉与泡菜：含有丰富的蛋白质、脂肪及钙、磷、铁等矿物质。

羊奶与木瓜：含有丰富的蛋白质、维生素A、维生素C及矿物质，明目清热、清肠通便。

海带和芝麻：两者同食可美容，抗衰老，并对血液有净化的功效。

菠菜和胡萝卜：两者同食可保持脑血管畅通，可以明显降低中风的危险。

茶叶、苹果和洋葱：三者都具有保护心脏的功效，同吃可减少心脏病的发病率。

谷物、蔬菜和红葡萄酒：在食用各类谷物、蔬菜的同时，饮用100克的红葡萄酒可以预防肠癌。

生菜和菌菇：两者同食可以治疗热咳、痰多、胸闷、吐泻等症状。

芦荟和银杏：两者同食有润肺定喘的功效。

豆角与土豆：两者同食可调理消化系统，清除胸隔胀满。还可防治急性肠炎、呕吐腹泻等。

莴笋和蒜苗：两菜配炒有利五脏、顺气通脉、健筋骨、洁齿明目、清热解毒等功效，也可防治高血压。

菊花和丝瓜：两者长期同食可清热、洁肤除雀斑，有祛风化痰、清热解毒、凉血止血的功效，还可抗病毒和预防病毒感染。

豆腐干和韭菜：两者同食是素食者最好的蛋白质补充来源。

茄子和肉：两者同食可维持血压，加强血管的抵抗力，对防治紫癜症也有帮助。

黄瓜和豆腐：两者同食可辅助治疗高血压、肥胖症、水肿、咽喉肿痛。

豆腐和韭菜：两者同食对阳痿、阳衰、早泄、遗尿、妇女阳气不足，大便干燥、癌症患者等有一定疗效。

白菜和豆腐：两者同食可辅助治疗大小便不利、咽喉肿痛、支气管炎等。

金针菇和豆腐：两者同食可辅助治疗营养不良、高血脂、高胆固醇、血管硬化等。

油菜和虾仁：两者同食有消肿散血、清热解毒、补肾阳等功效。

白菜和猪肉：两者同食可治疗营养不良、贫血、头晕、大便干燥等。

莲子和地瓜：地瓜、莲子做成粥，食之可辅助治疗大便干燥、习惯性便秘、慢性肝病等。此粥还具有美容功效。

冬瓜和火腿：两者同食可利尿，对前列腺炎症有疗效。

豌豆和蘑菇：两者同食可以消除油腻引起的食欲不佳。

南瓜和莲子：两者同食可辅助治疗糖尿病、冠心病、高血压、高血脂、肥胖，便秘等。

茄子和苦瓜：两者同食有清心明目、益气壮阳、延缓衰老、去痛活血、清热消肿、解痛利尿等功效，是心血管病人的理想蔬菜。

竹笋和猪肉：两者同食有爽胃的功效。对糖尿病、便秘、咳嗽等症有辅助疗效。

蒜苔和木耳：两者同食有益养胃润肺，凉血止血，降脂减肥等功效。

莴笋和黑木耳：两者同食有益气，养胃润肺，降脂减肥及降血压的作用。

菜花和西红柿：两者同食能清血健身，增强抗毒能力，预防疾病，也可治疗胃肠溃疡，便秘，皮肤化脓及预防牙周病。

蒜和生菜：两者同食可清理内热。具有杀菌，消炎防止牙龈出血及坏血病等功效。

西兰花和香菇：两者同食是坏血病，胆固醇，高血压，肾炎，尿蛋白症，糖尿病患者的首选。

卷心菜和海米：两者同食对动脉硬化，结石，便秘，肥胖症等有疗效。

银耳和木耳：两者同食有益气润肺，养血养颜的作用。对治疗慢性支气管炎和肺心病也有很好的疗效。

黄瓜，马铃薯和西红柿：三者同食有和胃健脾益气，消炎解毒等疗效，且有润肤，延缓衰老的作用。

木耳和豆腐：两者同食可防治高血压，高血脂，糖尿病，心血管疾病。

香菇和菜花：两者同食利肠胃，开胸膈，壮筋骨，并有较强的降血脂的作用。

鲜蘑和豆腐：两者烹饪在一起，不仅是营养丰富的佳肴，而且是抗癌，降血脂，降血压的良药。

凤尾菇和木瓜：两者同食有补脾。益气，减肥，降血压等功效。

木耳和海带：两者同食有清热解毒，补中生津，降压，防动脉硬化，减肥等作用。

冬瓜和口蘑：两者相配成菜有利小便，降血压的功效。

蘑菇和油菜：两者同食抗衰老，减少脂肪在体内的堆积及润肤的作用。

豆腐和草菇：两者烹饪在一起，有利于脾胃虚弱，食欲不振者营养吸收，可作为高血压，高血脂患者的辅助食疗菜肴。

绿豆和南瓜：两者同食有很好的保健作用，能降低糖尿病人的血糖，且有补中益气的功效。

芦荟和木耳：两者同食有通便清热，杀虫等功效，对糖尿病的治疗有很显著的疗效。

蘑菇和扁豆：两者同食能健肤，长寿，也有提高人体免疫力，补气益胃，理气化痰的作用。

青椒和苦瓜：两者同食有解除疲劳，清心明目，益气壮阳，延缓衰老的作用。

海带和排骨：排骨配以海带炖食，可为患全身性或以四肢为主的局部性皮肤瘙痒患者解除痛苦。

蒜和黄瓜：两者同食可以抑制糖类转变为脂肪，降低胆固醇，对怕胖或者减肥者十分有益。

芹菜和西红柿：两者同食可健胃消食。对高血压，高血脂患者尤为适宜。

蘑菇、青豆和腐竹：三者同食有补所益胃，清热解毒，健身宁心及对血管有保护作用。

豆腐和虾仁：两者同食易消化，对高血压，高脂血症，动脉粥样硬化的肥胖者尤宜，更适合老年肥胖者食用。

冬瓜和海带：两者同食有降压，美容瘦身等功效。

豆腐皮和香菜梗：两者同食可以促进麻疹透发，也可健胃，驱风寒，除尿臭，阴臭。

牛奶和菜花：两者同食具有美化肌肤的功效。